Inhalt

Meinen Eltern Lilian und Eric,
die immer mit ihrer Fürsorge und Unterstützung
für mich dagewesen sind.
In Liebe, David.

Danksagung

Folgenden Personen möchte ich für ihre Mithilfe zur Entstehung dieses Buches danken:

Susan Mears (meiner Agentin), Elizabeth Puttick (Lektorin), Michelle Pilley, Michele Turney, Barbara Vesey, Elizabeth Hutchins, Jo Ridgeway, Michael Spender, Tony Hannaford, Barbara A. King, Lilian und Eric Lawson, Anne und Alex Carson, Star, Stephanie Holland, The Delicious Kitty Campion und all meinen Freunden, meiner Familie, meinen Klienten und Lehrern.

Mein besonderer Dank gilt Louise L. Hay für ihre Anregungen und ihre seelische Unterstützung und meinem Partner Justin Carson, der mich sowohl praktisch als auch mit seinen Ideen und seiner guten Laune beim Schreiben dieses Buches unterstützt hat.

David Lawson
London, Januar 1996

Hinweis: Aus Datenschutzgründen habe ich Namen und Einzelheiten in den Patientenberichten geändert.

Vorwort

von Justin Carson

»Heilung« ist kein Wunder, das uns geschieht. Heilung ist ein Prozeß, der die aktive Mitwirkung und Bereitschaft erfordert, unsere Denkweise, unsere alten, emotionalen Muster und letztendlich unsere Lebensweise zu ändern, so daß wir den Zustand des allgemeinen Wohlbefindens erreichen.

Das vorliegende Buch ist in dem Maß auf dem Gebiet der »Selbstheilung« neu, weil es keine etablierten und getesteten medizinischen Techniken vorstellt. Es hilft uns vielmehr, einen Zugang zu den uns innewohnenden Heilungskräften zu finden und sie uns in Verbindung mit dem Rat und dem Wissen von schulmedizinischen und unterstützenden Therapeuten zunutze zu machen. Indem wir das tun, können wir die Muster in unserem Leben verändern, die unsere Probleme und Leiden ursprünglich mitverursacht haben.

Das Buch gibt Ihnen das notwendige Rüstzeug, um die geistigen und emotionalen Muster, die sich von frühester Kindheit an bei Ihnen eingegraben haben, zu ändern. Die vorgestellten Methoden können Ihnen dabei helfen, ein gesünderer und stärkerer Mensch zu werden.

»Heilung« hat auch etwas mit Lebensqualität zu tun. Nicht jeder wird wieder gesund werden, aber wir alle können lernen, zufrieden und würdig zu leben und uns mutig der Zukunft zu stellen. Selbstheilung ist zwar in erster Linie darauf ausgerichtet, das Leben zu verlängern und zu bereichern, aber für einige Menschen kann die Begegnung mit dem Tod den größten Heilungsprozeß überhaupt darstellen.

David Lawson ist ein einfühlsamer und fachkundiger Heiler. Jeder, der ihn kennenlernt, wird durch seine Freundlichkeit, sein Können und seine Weisheit positiv beeinflußt.

Ich glaube, daß Sie an diesem Buch so viel Freude haben werden wie ich selbst und daß es Ihnen unzählige Möglichkeiten zur Bereicherung Ihres Lebens eröffnet, wie Sie sich bis anhin gar nicht vorzustellen vermochten.

Justin Carson
Heiler und Seminarleiter

1.
Auf die Reise gehen

Das Abenteuer der Heilung

Selbstheilung ist ein nie endendes Abenteuer, eine Entdeckungsreise, bei der Sie die Gelegenheit haben, eine Vielzahl von Möglichkeiten und Techniken zu erkunden, Ihren sich ständig wandelnden Bedürfnissen gerecht zu werden. Ob Sie zu Beginn Ihrer Reise nun vollkommen gesund sind oder gerade eine körperliche Erkrankung, ein seelisches Problem oder ein emotionales Bedürfnis haben – es gibt vieles zu entdecken und in die Praxis umzusetzen, das Ihr Leben so bereichern kann, wie Sie es sich auch in Ihren kühnsten Träumen nicht vorzustellen vermochten. Ihr Ticket zum Antritt Ihrer Reise ist der Wunsch, zu lernen und sich weiterzuentwickeln, und Ihr Paß der Wille, Ihr Leben zu verbessern.

Vermutlich wissen Sie schon längst, was Sie wollen. Vielleicht wünschen Sie sich, gesund zu bleiben und Krankheit, Leid oder Disharmonie von Ihnen fernzuhalten. Vielleicht suchen Sie Hilfe, um mit einem vorhandenen gesundheitlichen Problem besser umgehen und die ärztlichen und therapeutischen Maßnahmen, denen Sie sich im Laufe der Zeit unterziehen, mit Erfolg abschließen zu können.

Die Bedürfnisse und Wünsche einiger Leserinnen oder Leser dieses Buches sind möglicherweise weniger spezifisch. Vielleicht wollen Sie einiges aus der Vergangenheit einfach ad acta legen und neue Wege gehen oder das Leben in seiner Komplexität sehen, inneren Frieden finden, Vertrauen, Selbstachtung

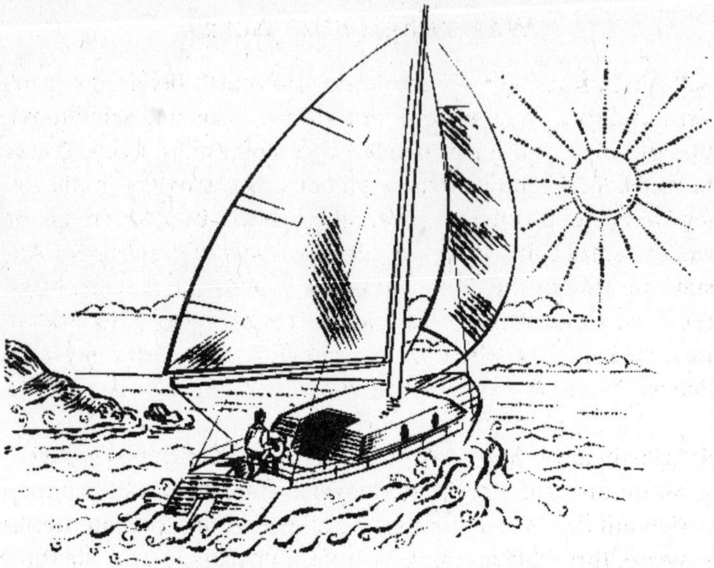

erwerben und sich weiterentwickeln. Es kann auch sein, daß Sie einfach nur auf Ihrem bereits vorhandenen Wohlbefinden und Glück aufbauen und mehr Freude, Freiheit und Erfüllung finden wollen.

Dieses Buch führt in die Prinzipien der Selbstheilung ein. Sie lassen sich auf alle Aspekte der Lebensentfaltung oder der persönlichen Entwicklung anwenden. Es ist auch möglich, die Prinzipien, die einer auf körperliche Heilung abzielenden Übung zugrunde liegen, an emotionale, seelische oder spirituelle Bedürfnisse anzupassen. Machen Sie sich Ihre eigenen Vorstellungen davon und eignen Sie sich bestimmte Techniken dafür an, die Sie nach Belieben abwandeln. Ihrer Kreativität sind dabei keine Grenzen gesetzt.

Was ist Selbstheilung?

Selbstheilung ist ein kontinuierlicher Prozeß, bei dem wir die Verantwortung für unsere Gesundheit und unser Wohlbefinden übernehmen und unser persönliches Potential nutzen. Dieser Prozeß kann beginnen, wenn wir bewußt Lösungen für die vielen Herausforderungen suchen, die sich uns in unserem Leben stellen, anstatt uns als Opfer des Schicksals zu empfinden. Anstatt die Höhen und Tiefen unseres Lebens mehr schlecht als recht zu durchschiffen, können wir uns dafür entscheiden, unser Leben, so zu leben, wie es uns beliebt und wie es uns möglich ist.

- ✧ Selbstheilung bedeutet, seine geistigen Kräfte in positivem Sinne und auf konstruktive Weise zu nutzen. Sie befinden sich auf dem Wege der Besserung, wenn Sie Ihre alte Denkweise, Ihre Überzeugungen und Lebenseinstellung, die Ihrer Gesundheit und inneren Harmonie schaden, aufgeben und sie durch neue ersetzen, die sich positiv auf Sie auswirken.
- ✧ Selbstheilung bedeutet, auf die Intelligenz und Weisheit seines Körpers zu hören. Für Ihre Gesundheit ist es wichtig, daß Sie sich Ihrer körperlichen Bedürfnisse bewußt werden und sich aktiv darum bemühen, sie zu befriedigen. Das bedeutet, daß Sie liebevoll mit Ihrem Körper umgehen und sich so bewegen, ernähren und über ihn denken, daß es ihm guttut.
- ✧ Selbstheilung bedeutet, die kreativen, positiven Energien seiner Gefühle zu nutzen. Dies gelingt Ihnen, indem Sie auf Ihr Herz hören, Ihren Gefühlen freien Lauf lassen und sie anderen verständlich mitteilen.
- ✧ Selbstheilung bedeutet auch, seinen Platz im größeren Gefüge der Menschheit zu finden und seine eigene Lebensphilosophie oder ein spirituelles Bewußtsein zu entwickeln, um dem eigenen Leben einen Sinn zu geben. Dazu ist es wichtig, daß Sie bereit sind, Ihren persönlichen Erfahrungshorizont,

unabhängig von Ihrem soziokulturellen Hintergrund und Ihrer Erziehung, zu erweitern und einen Zugang zu den faszinierenden Geheimnissen des Universums zu finden.

Dieses Buch will Sie auf Ihre innewohnenden Geisteskräfte aufmerksam machen und Ihnen neue Wege aufzeigen, die zu geistigen, emotionalen, körperlichen und spirituellen Veränderungen in Ihrem Leben führen können. Es liegt bei Ihnen, die Ihnen dargebotenen Möglichkeiten zu nutzen, doch jeder Schritt, den Sie tun, wenn er auch noch so klein ist, kann einen großen Fortschritt in Ihrem Entwicklungsprozeß bedeuten, er kann Sie in Richtung Selbstheilung und persönliche Entwicklung um vieles weiterbringen.

Wie können wir gesund bleiben?

Auf diese Frage gibt es eine einfache Antwort: Wir bleiben gesund, wenn wir unser seelisches Gleichgewicht bewahren. Es bringt viel, wenn wir mit anderen Menschen und mit unserer Umgebung im Einklang sind, aber am meisten bringt das innere Gleichgewicht. Zunächst sollten wir im Einklang mit uns selbst sein und dieses Gefühl nach außen hin zeigen. Um unser Leben ins Gleichgewicht zu bringen, ist es wichtig, daß wir eine körperliche, geistige, gefühlsmäßige und spirituelle Ausgeglichenheit erreichen.

Das Leben ins Gleichgewicht zu bringen hat nichts damit zu tun, sich an strikte Regeln zu halten. Es geht nicht darum zu lernen, alles richtig zu machen und dann nicht davon abzuweichen. Wenn man Ihnen zum Beispiel beibringen würde, in einer bestimmten Position eine perfekte Körperhaltung einzunehmen, dann wäre das sicher gut für Sie. Hielte man Sie dagegen an, eine bestimmte Position die ganze Zeit beizubehalten, perfekte Körperhaltung hin oder her, dann würde Ihnen das gar nicht gut bekommen. Leben bedeutet, daß sich ständig etwas verändert und bewegt. Im Gleichgewicht zu sein heißt also, einer beständigen Wandlung unterworfen zu sein.

Während Ihrer Lektüre dieses Buches werde ich Sie im Zusammenhang mit den Konzepten und Techniken, die ich Ihnen vorstelle, immer wieder an die vier Hauptprinzipien der Selbstheilung erinnern: Zuhören, Wahrnehmen, Entscheiden und Verändern.

Zuhören

Einigen von uns ist es in die Wiege gegeben, gut zuhören zu können. Andere lernen es von ihren Eltern oder anderen Vorbildern. Wieder andere lernen es später im Leben aus einer Notwendigkeit heraus. Können Sie gut zuhören? Ganz gleich, wie gut Sie es können, es gibt immer etwas Neues, das Sie über das Zuhören lernen können.

Gut zuhören zu können hat nichts mit dem Hörvermögen zu tun. Hörgeschädigte können manchmal besser zuhören als Menschen, deren Gehör ausgezeichnet ist.

Für Ihre Selbstheilung ist es wichtig, daß Sie auf Ihre Gefühle hören, auf Ihren Körper hören, auf die Worte hören, die Sie gebrauchen, auf den Klang und das Gefühl Ihrer Stimme hören, auf die Informationen hören, die Sie von anderen Menschen und aus Ihrer Umgebung erhalten. Wenn Sie zuhören, fliegen Ihnen Informationen zu, die Ihnen dabei helfen, wundervolle, heilsame Veränderungen in Ihrem Leben vorzunehmen.

Wahrnehmen

Wenn wir etwas wahrnehmen, kommt dem häufig eine Kraft oder eine Bedeutung zu, die es zuvor nicht hatte. Wenn wir eine schöne Blume, einen wundervollen Duft oder einen wohlklingenden Laut wahrnehmen, kann sich unsere Stimmung dadurch verändern. Es erwachen in uns Gedanken, Erinnerungen oder Assoziationen, die uns vorher nicht gegenwärtig waren. Genauso kann es eine Bedeutung für uns haben und unsere Stimmung beeinflussen, wenn wir etwas Unangenehmes wahrnehmen. Einzig wenn wir etwas bewußt wahrnehmen, haben wir jedoch die Möglichkeit, es entweder zu ändern oder anders darauf zu reagieren.

Für Ihre Selbstheilung ist es wichtig, daß Sie Ihre Gedanken und Überzeugungen wahrnehmen, daß Sie wahrnehmen, was Sie motiviert und Ihnen Kraft gibt, und was Sie demotiviert und Ihnen Kraft nimmt. Es hilft, die Bilder, Inspirationen und Einsichten, die sich uns offenbaren, wahrzunehmen. Dinge wahrzunehmen gibt uns Kraft und hilft uns dabei, im positiven Sinne zu handeln.

Entscheiden

Sehr viele Menschen nehmen es einfach hin, unzufrieden mit ihrem Leben zu sein oder ungesund zu leben, weil ihnen nicht klar ist, daß es auch anders geht. Wir neigen dazu zu glauben, daß das Leben etwas ist, das uns »passiert«, ungeachtet unserer Wünsche, Träume und Sehnsüchte. Wir sehen uns oft als Opfer der Geschehnisse und hadern mit dem Unbill, mit dem uns das Schicksal geschlagen hat.

Wenn Ihnen klar wird, daß Sie die Wahl haben und daß Ihnen jederzeit das Recht zusteht, Ihre Gesundheit positiv zu beeinflussen und Ihr Glück selbst in die Hand zu nehmen, werden Sie entdecken, daß Sie die Kraft haben, die Dinge zum Positiven hin zu verändern.

Für unsere Selbstheilung ist es meist notwendig, daß wir neue Denk- und Verhaltensweisen entwickeln. Dazu gehört auch die Entscheidung, unser Leben auf andere Weise zu betrachten, die Entscheidung, alles aufzugeben, was unserer Gesundheit und unserem Glück nicht mehr förderlich ist, und die Entscheidung, neue Wege zu gehen, die unserer persönlichen Entwicklung dienen. Wenn Sie bewußt Entscheidungen treffen, schaffen Sie neue Möglichkeiten für sich selbst und nehmen Ihr Schicksal selbst in die Hand.

Verändern

Einige Krankheiten und viele Probleme entstehen als direkte Folge unserer grundlegenden Angst vor und unserer ablehnenden Haltung gegenüber dem Leben. Selbst die am positiv denkensten und aufgeschlossensten Menschen sind manchmal ängstlich oder sträuben sich, wenn Veränderungen anstehen. Einige der gesündesten Menschen, die ich kenne, sind jedoch jene, die eine große Anpassungsfähigkeit haben und bereit sind, das Leben, falls erforderlich, auf neue Weise anzugehen.

Für unsere Selbstheilung ist es oft wichtig, daß wir uns an Veränderungen anpassen: an eine andere Umgebung, an sich wandelnde Bedürfnisse und Wünsche, an alle Situationen, die es erfordern, daß wir etwas in unserem Leben verändern. Häufig brauchen wir neue Ideen, Techniken, Therapien und Lebensphilosophien. Wenn wir bereit sind, neue Wege zu gehen, bleiben wir flexibel und offen für Lösungen, die über unsere ursprünglichen Erwartungen oder Erfahrungen hinausgehen.

Wenn wir uns die Hauptprinzipien der Selbstheilung – Zuhören, Wahrnehmen, Entscheiden und Verändern – immer wieder zu Herzen nehmen, ist es uns möglich, mit uns selbst im Einklang zu leben und wieder zu schaffen und unsere Reise durch das Leben gesund und glücklich zu überstehen. Dieser Punkt ist besonders wichtig, wenn es darum geht, auf eine Krankheit zu reagieren.

Die Botschaft von Krankheit

Es ist zwar immer besser, wenn wir das innere Gleichgewicht bewahren und Krankheiten soweit wie möglich vorbeugen können, aber Krankheit kann auch ein Geschenk sein, besonders wenn wir unsere Situation positiv und wohlwollend betrachten. Es ist sicher richtig, daß wir eine Erkrankung nicht als Segen empfinden, wenn sie Schmerzen bereitet und uns daran hindert, das Leben voll auszukosten, aber es liegt trotzdem in unserer Hand, eine Krankheit nicht als Fluch anzusehen, sondern sie als eine heilsame Aufforderung anzunehmen.

Krankheit birgt immer eine Botschaft in sich. Symptome, die vom Körper ausgehen, sagen uns, daß es wichtig für uns ist, etwas über uns zu lernen und etwas zu ändern. Diese Botschaft geht hauptsächlich vom Körper aus. Wenn wir Rückenschmerzen haben, kann die Botschaft darin bestehen, daß wir uns anders bewegen oder lernen sollten, eine richtige Haltung einzunehmen. Wenn Sie auf Ihren Körper hören und Beschwerden und Schmerzen rechtzeitig wahrnehmen, können Sie Möglichkeiten finden, gegen ihre Ursachen anzugehen, indem Sie zum Beispiel ein geeignetes Sportprogramm, eine Heilbehandlung oder ein Haltungstraining ins Auge fassen. Selbst wenn Sie erst etwas gegen Ihre Beschwerden unternehmen, wenn es bereits zu einer körperlichen Schädigung gekommen ist, können Sie noch viel tun, um Ihren Zustand zu verbessern und einer weiteren Verschlechterung des Krankheitsbildes vorzubeugen.

Die Botschaft von Krankheitssymptomen kann jedoch auch emotionaler Natur sein. Rückenschmerzen können nicht nur ein Hinweis darauf sein, daß wir uns vielleicht auf gesündere Weise bewegen, Lasten hochheben und stehen sollten, sondern auch auf psychische Ursachen hindeuten, die zu unseren Schmerzen oder unserem Unwohlsein beitragen.

Und schließlich kann die Botschaft auch eine psychische

Komponente beinhalten: Vielleicht ist unsere Lebenssicht zu starr und verkrampft, und wir klammern uns an alte Denkmuster, die sich negativ auf uns auswirken. Starre Denkmuster können für körperliche Verspannungen verantwortlich sein; die Schmerzen sagen uns vielleicht, daß wir unsere derzeitige Lebenssituation anders betrachten sollten.

Körperliche Symptome wollen uns immer etwas mitteilen, und in vielen Fällen sind sie ein Hinweis auf etwas, das für unser physisches und psychisches Wohlbefinden wichtig ist. Das gleiche gilt für seelische Probleme, Unfälle, Kommunikationsprobleme, problematische Beziehungen, Krisen oder seelische Erschütterungen. In all diesen Situationen wird uns eine Botschaft vermittelt, und all diese Situationen können eine Chance beinhalten, wenn wir die Botschaft annehmen und bereit sind, diese Chance zu nutzen.

Der Kopf, das Herz und die Stimme

Viele natürliche, traditionelle Heilmethoden sind darauf ausgerichtet, den Kopf, das Herz und die Stimme in Einklang zu bringen. Die Ureinwohner Amerikas und andere Urvölker auf der ganzen Welt verwenden Heilmethoden, die von Generation zu Generation weitergegeben werden. Sie basieren auf der Verwendung natürlicher Heilmittel, heiligen Ritualen und einer ganzheitlichen Menschensicht, etwas, was die sogenannten zivilisierten Kulturen erst wieder neu erlernen müssen. Zu einer ganzheitlichen Menschensicht gehört das Wissen, daß ein Ungleichgewicht entsteht, wenn der Kopf, das Herz und die Stimme in Konflikt miteinander stehen, und daß dieses Ungleichgewicht zu Erkrankungen oder Disharmonie führen kann.

Was ist mit Kopf, Herz und Stimme gemeint? Unser Kopf ist die Gesamtheit unserer persönlichen Gedanken, Überzeugungen, Haltungen, Beurteilungen und Meinungen, unser Herz umfaßt die ganze Palette unserer Gefühle wie Emotionen, Instinkte und körperlichen Empfindungen, und mit Stimme ist unser Ausdruck, unsere Kommunikationsfähigkeit und unsere Kreativität gemeint. Die moderne Gesellschaft ist extrem kopflastig. Wir leben in einer Zeit, in der galoppierende Entwicklungen die Regel sind, und die immer wieder neuen Technologien, die wir nutzen, erfordern es, daß wir ständig neue Informationen aufnehmen und uns weiterbilden müssen. Unsere Bildunssysteme sind jedoch mehr darauf ausgerichtet, uns Fakten einzutrichtern, als uns beizubringen, uns richtig auszudrücken und auf unsere Gefühle und unsere Intuition zu hören.

Die vielen Fortschritte auf technischem, naturwissenschaftlichem und geisteswissenschaftlichem Gebiet haben sicherlich ihr Gutes. Wenn sie weise und bewußt genutzt werden, können sie in vielen Lebensbereichen ein Segen für die Menschheit sein. Damit wir jedoch weise damit umgehen können, ist es wichtig für uns, im Gleichgewicht zu bleiben. Wir können den Belastungen des modernen Lebens am besten Herr werden, wenn wir unseren Kopf, unser Herz und unsere Stimme in Einklang bringen.

Suzannes Geschichte

Suzanne war von Natur aus eine sehr leidenschaftliche, ausdrucksstarke Frau, deren Instinkte ihr sagten, gefühlsbetont, mitfühlend und sensibel auf das Leben zu reagieren. Als sie das erstemal zu mir kam, um sich Rat zu holen und Heilung erhoffte, war sie blockiert und frustriert. Nichts schien in ihrem Berufs- und Privatleben zu stimmen, und sie hatte regelmäßig wiederkehrende Depressionen. Manchmal hielten ihre Depressionen wochenlang an. Sie beschrieb, daß sie sich dann so fühlte, als sei sie von der Außenwelt abgeschnitten, als lebe sie mutterseelenallein auf einer trostlosen, einsamen Insel.

Empfindungen wie diese sind nicht selten. Viele von uns haben sich schon einmal von anderen Menschen oder von sich selbst abgeschnitten gefühlt. Als ich dieser sensiblen Frau zuhörte, wie sie über ihr Leben sprach, nahm ich verschiedene Botschaften wahr, die aus unterschiedlichen Bereichen ihres Wesens stammten. Ich erklärte Suzanne, wie wichtig es sei, daß unser Kopf, unser Herz und unsere Stimme im Einklang sind, und bat sie, mir zu erzählen, was sie in ihrem Herzen fühlte.

Suzanne berichtete mir, daß sie nah am Wasser gebaut wäre. Alles mögliche, von einem schönen Musikstück bis hin zu einer liebevollen Geste, könnte sie zu Tränen rühren – Tränen der Freude, des Kummers oder der Befreiung. Sie erzählte mir auch, daß sie in den Phasen, in denen sie deprimiert war, manchmal nichts mehr fühlen konnte, und daß sie das belastete. Bisweilen steckte ihr ein Gefühl in der Kehle. Sie hatte tatsächlich regelmäßig Halsschmerzen und verlor gelegentlich ihre Stimme.

Ich fragte Suzanne, was sie über ihre Gefühle dachte, und sie sagte, daß sie sich zwar darüber freute, aber auch Angst hätte, sie könnten etwas Schlechtes sein. Sie dachte, es sei nicht gut, zu emotional zu reagieren. Als sie noch ein kleines Mädchen war, hatte ihr Vater ihr gesagt, sie sei »zu sensibel«. Er hatte ihr eingebleut, sie müsse ihre Gefühle kontrollieren, weil sie sich sonst zu sehr offenbaren würde, was von anderen ausgenutzt werden könnte. Er hatte ihr vermittelt, daß sie ihre sensible Ader verbergen müsse, um stark und selbständig zu sein.

Suzannes Herz war voller positiver, emotionaler Energien, aber sie hatte viele Beschränkungen und Regeln darüber im Kopf, inwieweit sie es sich leisten konnte, ihre Gefühle auszudrücken. Folglich war Suzannes Stimme durcheinander: Manchmal drückte sie die Gefühle aus, die sie verspürte, und manchmal schluckte sie sie im wahrsten Sinne des Wortes hinunter. Dies waren die Zeiten, in denen Suzanne krank wurde oder Depressionen bekam. Die Farbe und Inspiration in Suzannes Leben waren untrennbar mit ihrer Emotionalität verbunden, und es waren ihre Gefühle, durch die sie den wertvollsten Kontakt zu anderen Menschen und ihrer Umwelt herstellen konnte. Es überrascht also nicht, daß sie sich wie eine Schiffbrüchige auf einer trostlosen, einsamen Insel fühlte, wenn sie es sich versagte, ihre Gefühle auszudrücken.

Je mehr Suzanne die sich selbst auferlegten Beschränkungen aufgab und je mehr sie es sich gestattete, sensibel und leidenschaftlich zu sein, desto mehr Freude empfand sie, desto seltener war sie deprimiert und desto besser kam sie mit ihrem Leben zurecht. Sie lernte, auf eine Weise zu denken und zu sprechen, wie es ihrer wahren Natur entsprach, und ihr Kopf, ihr Herz und ihre Stimme wurden in Einklang gebracht. Als sie ihren Emotionen freien Lauf ließ, entdeckte sie interessanterweise, daß dies nicht immer der Fall sein mußte. Noch dazu lernte sie, sich stark und sicher zu fühlen, ob sie nun emotional reagierte oder nicht.

Gedanken, Gefühle und Ausdruck

Der Konflikt zwischen den Gefühlen oder Wünschen in unserem Herzen und den Überzeugungen und Regeln, die wir im Kopf haben, kann oft zu Streßerscheinungen in unserem Körper führen, die sich in einer körperlichen Erkrankung oder wiederkehrenden Problemen, sei es in Beziehungen, im Beruf oder in finanziellen Dingen, manifestieren. Unsere inneren Stimmen sind durcheinander, vermitteln mehrdeutige Botschaften oder

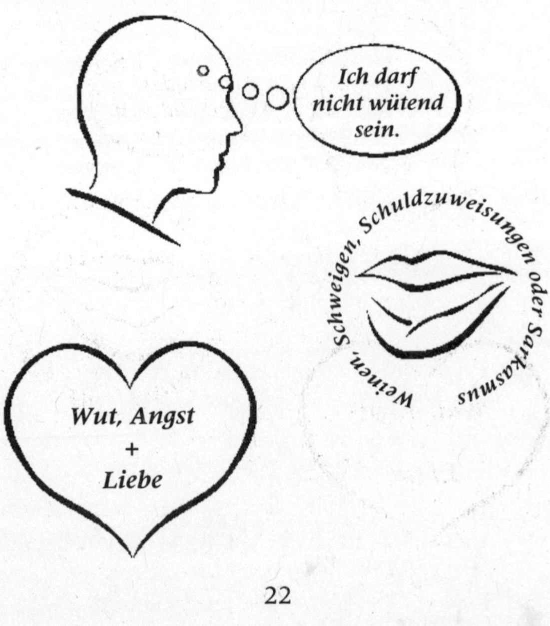

verstummen in einigen Fällen praktisch ganz. Wir sagen nicht, was wir meinen, und meinen auch nicht wirklich, was wir sagen.

Wenn wir zum Beispiel sehr wütend sind, weil jemand, den wir lieben, uns mißbraucht oder auf irgendeine andere Weise schlecht behandelt hat, wir aber glauben, daß wir nicht das Recht haben, wütend zu sein, kann es dazu kommen, daß wir unsere Wut indirekt ausdrücken, wie zum Beispiel durch Weinen, Klagen, sarkastische Bemerkungen oder Selbstzerfleischung. Früher oder später führt die innere Anspannung, die durch dieses Verhalten entsteht, dann zu einer Erkrankung oder beeinträchtigt unsere Fähigkeit, mit anderen Menschen richtig zu kommunizieren.

Uns steht jedoch jederzeit die Möglichkeit offen, schädliche Verhaltensmuster wie dieses zu ändern. Wir können sich negativ auswirkende Überzeugungen durch sich positiv auswirkende ersetzen und destruktive Kommunikationsformen durch

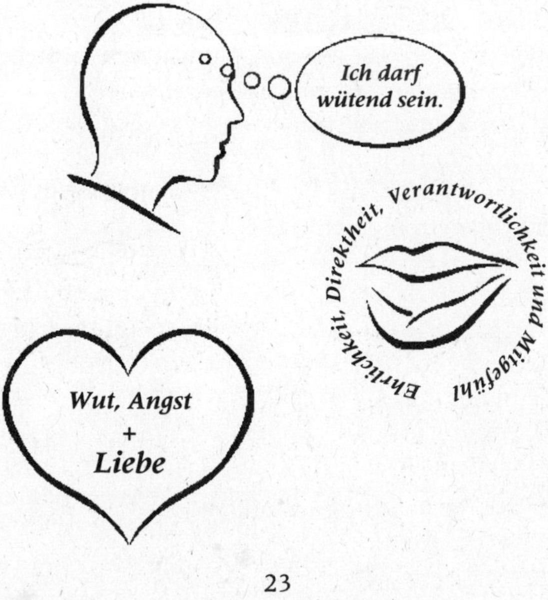

konstruktive. Auf diese Weise können wir etwas für unsere Gesundheit tun.

Wenn wir unsere negativen, beschränkenden, beurteilenden Gedanken durch positive, annehmende, gestattende ersetzen, können wir unsere Gefühle, Bedürfnisse und Wünsche besser ausdrücken und Möglichkeiten entdecken, sie auf gesunde und liebevolle Weise auszudrücken. Wenn wir erkennen, daß wir keine Angst davor haben müssen, unsere Wut auszudrücken, können wir mit unseren Mitmenschen ehrlich sein, neue Lösungen für Interessenskonflikte suchen und auch mehr von der Liebe hergeben, die wir im Herzen haben. Die Gabe, Liebe zu geben, wird oft durch Wut oder Angst verhindert, die wir nicht ausdrücken und herauslassen können.

Übung:
Den Kopf, das Herz und die Stimme in Einklang bringen

Nehmen Sie sich für diese Übung 20 Minuten Zeit, suchen Sie sich ein ruhiges Plätzchen, wo Sie sich bequem hinsetzen können, und halten Sie Stift und Papier bereit.

Beginnen Sie nun, tief ein- und auszuatmen. Atmen Sie bewußt etwas langsamer, damit Sie sich entspannen.

Denken Sie als nächstes an ein bestimmtes gesundheitliches Problem, das Sie haben, oder an etwas anderes, das Sie im Moment belastet. Es könnte ein Beziehungsproblem sein oder etwas, das Ihnen bei der Arbeit Kummer bereitet.

Konzentrieren Sie sich zuerst auf Ihr Herz. Stellen Sie sich die Frage: *»Was sagt mein Herz dazu?«* Wenn es Ihnen hilft, können Sie sich auch eine Hand auf die Brust legen und sich beim Ein- und Ausatmen vorstellen, daß Sie direkt in Ihr Herz und die Gefühle, die in Ihrem Inneren sind, hineinatmen.

- ✧ Sind Sie traurig?
- ✧ Sind Sie wütend?
- ✧ Freuen Sie sich? Sind Sie verwirrt, gefühllos, enttäuscht, verletzt, leidenschaftlich, aufgeregt, ängstlich?

Haben Sie Wünsche oder Bedürfnisse, die tief in Ihrem Herzen schlummern, und spüren Sie, daß es wichtig für Sie ist, sie zu befriedigen?

Hören Sie auf Ihre Gefühle, und nehmen Sie sie wahr.

Konzentrieren Sie sich als nächstes auf Ihren Kopf. Stellen Sie sich die Frage: *»Was denke ich darüber?«* Stellen Sie sich vor, während Sie tief ein- und ausatmen, daß Sie in der Lage sind, Ihre Gedanken und Überzeugungen für jeden deutlich klar zu machen. Fragen Sie sich:

- ✧ »Was denke ich über dieses gesundheitliche Problem, diese Herausforderung, diese Schwierigkeit?«
- ✧ »Was denke ich über meine Gefühle?«
- ✧ »Kann ich mich sicher fühlen, wenn ich solche Gefühle habe?«
- ✧ »Urteile ich über meine Gefühle?«
- ✧ »Habe ich negative oder beschränkende Gedanken zu dieser Situation?«

Nehmen Sie Ihre Gedanken und Überzeugungen ernst, indem Sie sie wahrnehmen.

Nehmen Sie sich etwas Zeit, um Ihre Gefühle und Gedanken niederzuschreiben.

Konzentrieren Sie sich jetzt auf Ihre Stimme. Legen Sie behutsam eine Hand auf Ihre Kehle, und fragen Sie sich: *»Was sage ich darüber?«* Stellen Sie sich vor, während Sie tief ein- und ausatmen, daß sich Ihre Kehle entspannt, und beantworten Sie die folgenden Fragen:

- ✧ »Ist es wichtig für mich, meine Gefühle auszudrücken?«
- ✧ »Ist es wichtig für mich, um Hilfe zu bitten?«
- ✧ »Ist es wichtig für mich, meine Wünsche oder Forderungen auszusprechen?«
- ✧ »Ist es wichtig für mich, Fragen zu stellen?«
- ✧ »Könnte ich ehrlicher mit mir selbst oder einer nahestehenden Person sein?«

Schreiben Sie die Gedanken oder Gefühle, die Sie dazu haben, wieder auf.

Welche neuen Entscheidungen können Sie treffen, um mit Ihrem gesundheitlichen Problem oder der problematischen Situation auf andere Weise umzugehen?

Wie können Sie Ihre Gedanken, Überzeugungen und Handlungen so verändern, daß sie Ihnen dabei helfen, mit dem Problem fertig zu werden?

Notieren Sie sich alles, was Ihnen dazu einfällt, und versuchen Sie, es zu verwirklichen. Wiederholen Sie diese Übung regelmäßig. Je öfter Sie sich die richtigen Fragen stellen, desto leichter ist es für Sie, Zugang zu Ihrem Herzen, Ihrem Kopf und Ihrer Stimme zu finden, und desto leichter können Sie Ihre Einsichten in positive Handlungen umsetzen.

Im weiteren Verlauf dieses Buches werde ich Ihnen viele Ideen und Techniken vorstellen, die Sie anwenden können, um sich auf Ihre Gesundheit positiv auswirkende Denkmuster zu entwickeln, Ihre Gefühle auszudrücken und deren positive Energien zu nutzen sowie Harmonie und Gleichgewicht in Ihrem Leben zu schaffen und zu erhalten. Dies ist erst der Anfang.

Visualisierung: Gedanken, Gefühle und Ausdruck harmonisieren

Suchen Sie sich ein ruhiges, bequemes Plätzchen, nehmen Sie den Telefonhörer von der Gabel, und sorgen Sie dafür, daß Sie nicht gestört werden. Setzen Sie sich auf einen Stuhl oder Sessel mit Rückenlehne, sitzen Sie entspannt und gelöst, mit leicht geöffneten und nicht übereinandergeschlagenen Beinen, und lassen Sie die Arme locker herabhängen. Wenn Sie wollen, können Sie sich auch hinlegen, aber achten Sie auch hierbei darauf, eine offene Körperhaltung einzunehmen und sich nicht in sich zusammenzurollen.

Ich werde Sie jetzt zu einer »Bilderreise« einladen, auf der ich Sie anleite, sich einige positive Bilder vorzustellen.

Das ist ein wenig wie einen Tagtraum zu haben oder sich bewußt etwas vorzustellen, das man sich wünscht oder an das man sich die Erinnerung bewahren will. Einige Menschen sehen deutliche Bilder vor sich, wenn sie dies tun, und einige nicht. Es spielt bei dieser Übung keine Rolle, ob die Bilder wirklich vor Ihrem geistigen Auge erscheinen. Es ist nur wichtig, daß Sie sich die Idee oder das Konzept im Geiste vorstellen.

Visualisierungstext

Atme tief ein und aus, und stell dir bei jedem Atemzug vor, daß dein Herz und deine Brust von einem schönen, heilenden Licht durchströmt werden. Das schimmernde Licht schillert in leuchtenden Farben, die deine Stimmung und deine Gefühle widerspiegeln. Wähle die stärksten Farben, und beobachte, wie sie immer strahlender auf dein Herz scheinen.

Stell dir als nächstes vor, daß deine Kehle und Stimmbänder auch in strahlendes Licht getaucht sind; nimm die stärksten Farben wahr, die diesen Körperbereich durchströmen. Sieh, wie das Licht stärker, gesünder und positiver wird.

Konzentriere dich nun auf deinen Kopf und visualisiere, daß er auch in einem schimmernden Licht leuchtet. Welche Farben durchströmen deinen Geist? Beobachte, wie das Licht in alle Winkel deines Kopfes scheint, während du deine vorbeiziehenden Gedanken erkundest und mit ihnen spielst.

Stell dir zu guter Letzt einen einzigen goldenen Lichtstrahl vor, der deinen Kopf, dein Herz und deine Stimme miteinander verbindet, eine breite, starke Lichtbrücke zwischen dem emotionalen Bereich in deiner Brust, dem Kommunikationsbereich in deiner Kehle und dem Denkzentrum in deinem Kopf.

Stell dir vor, daß sich das farbige Licht in allen drei Bereichen harmonisiert und noch stärker leuchtet, während es deinen Kopf, dein Herz und deine Stimme in Einklang und ins Gleichgewicht bringt. Stell dir dich selbst vor, wie du mit einer starken, positiven Stimme denkst, fühlst und kommunizierst; alle

Teile von dir sind im Gleichgewicht und in Harmonie miteinander. Atme weiter tief ein und aus, und laß dieses Bild oder Konzept für eine Weile vor deinem geistigen Auge weiterbestehen, während du deine Gedanken, Gefühle, Bedürfnisse und Wünsche wahrnimmst.

Wiederholen Sie diese Übung, wenn Sie aus dem Gleichgewicht geraten sind oder wenn Sie einen inneren oder äußeren Konflikt klären wollen. In der Zwischenzeit wollen wir damit fortfahren, einige schlechte Gedanken und Gefühle, die Ihnen möglicherweise im Kopf herumschwirren, zu eliminieren …

2.
Den Geist heilen

Licht und Schatten

Der menschliche Geist ist einzigartig. Kein anderer Mensch denkt genauso wie Sie. Niemand hat genau die gleichen Gedanken, Überzeugungen, Erinnerungen, Träume und Ideen wie Sie. Sie sind etwas Besonderes!

Die meiste Zeit leistet uns unser Geist gute Dienste. Unsere Denkweise ist unser »Lebensmotor« und hilft uns, effizient zu funktionieren. Wenn wir jedoch beschränkende, starre oder bewertende Gedanken haben, können sie für Disharmonie, Konflikte und gesundheitliche Probleme mitverantwortlich sein. Wir können uns sogar in eine Krankheit oder Krise »hineindenken«, ohne uns dessen bewußt zu sein.

Der Geist ist äußerst regsam. Er ist ständig aktiv und möchte die Kontrolle darüber behalten, was vor sich geht. Diese Betriebsamkeit kann, verbunden mit dem Bedürfnis, alles zu kontrollieren, zu Streß und Starrheit führen. Es ist wichtig für uns zu lernen, uns die Kräfte unseres Geistes zunutze zu machen und konstruktiv einzusetzen. So kann er ein Werkzeug sein, das uns ermöglicht, uns zu entwickeln und gesund und glücklich zu leben.

Negative und beschränkende Gedanken

Selbst die überaus positiv denkenden Menschen haben manchmal Gedanken oder Überzeugungen, die ihrer Gesundheit und ihrem Wohlergehen nicht förderlich sind. Das heißt nicht, daß Sie etwas falsch machen, wenn Sie solche Gedanken haben, sondern nur, daß es Ihnen guttun würde – wie allen anderen Menschen auch –, über einige Denkmuster, die Ihnen einmal vermittelt wurden, hinauszuwachsen.

Kinder nehmen Informationen über ihre Umwelt schnell auf. Wir haben als Kinder unseren Eltern, unseren Betreuern, unseren Geschwistern, unseren Lehrern und unseren Spielkameraden zugehört und eine Vielzahl von Meinungen und Informationen über uns, andere Menschen und die Welt, in der wir leben, verinnerlicht. Einige dieser Informationen haben eine positive Wirkung auf uns und einige nicht.

Im großen und ganzen können wir mit den Überzeugungen, die uns vermittelt wurden, gut leben. Selbst negative oder beschränkende Überzeugungen geben uns oft Sicherheit und helfen uns, die schwierigeren Zeiten unseres Lebens zu meistern. Als Kinder lernen wir hauptsächlich, wie wir von denen, die sich um uns kümmern, am besten Anerkennung oder Zuwendung erfahren können. Unsere Verhaltensmuster, unsere Gedanken und unsere Überzeugungen spiegeln dies wider.

Im Laufe des Erwachsenwerdens kommen wir ganz natürlich an den Punkt, daß wir das Gelernte hinterfragen und infolge dessen viele Meinungen und Überzeugungen ändern. Das ist Teil des Lern- und Wachstumsprozesses, den wir unser ganzes Leben durchlaufen. Wir hören Informationen, nehmen das Verhalten der Menschen um uns herum wahr, bilden uns Meinungen, treffen Entscheidungen und passen uns an die Situationen an, in denen wir uns befinden. Wenn wir uns der Gedanken, die sich auf uns negativ auswirken, nun aber auf Dauer nicht bewußt sind oder wenn wir in Denk- und Verhaltensmustern verharren, die einmal sinnvoll waren, aber unseren jetzigen Bedürfnissen, Wünschen und Sehnsüchten nicht mehr entsprechen, kommt es über kurz oder lang zu einer inneren Anspannung.

Sams Geschichte

Sam, ein Mann Mitte Dreißig, kam wegen kleinerer Beschwerden und Schmerzen zu mir. Er hatte mehrere Versuche unternommen, seine Beschwerden zu lindern, aber den Glauben daran verloren, daß ihm die Behandlungen, denen er sich unterzogen hatte, helfen konnten. Er hatte die Behandlungen oft abgebrochen, und sein Leben war eine Serie von Fehlschlägen – eine Aneinanderreihung von unerfüllten Beziehungen, unbefriedigenden Jobs und verpaßten Gelegenheiten.

Er unterzog sich unter meiner Regie einer Entspannungsübung. Ich versuchte, ihm positive Gedanken einzuflößen, und verwendete beruhigende Bilder, um Sam in einen entspannten Zustand zu versetzen und ihm zu helfen, die Verspannungen, die zu seinen Beschwerden und Schmerzen beitrugen, etwas zu lösen. Als er etwas zur Ruhe gekommen war, begann Sam über seine Kindheit zu sprechen, wobei einige seiner tief verwurzelten, negativen und beschränkenden Gedanken ans Licht kamen.

Sams Eltern hatten sich scheiden lassen, als Sam noch ein kleiner Junge war, und Sams Mutter hatte vier Kinder allein großziehen müssen. Sie waren damals immer knapp bei Kasse, und Sams Mutter war so sehr damit beschäftigt, für den Unterhalt ihrer Kinder zu sorgen, daß sie selten die Zeit und Energie hatte, ihnen allen die Zuwendung zu geben, die sie brauchten. Wie die meisten Kinder wollte Sam, daß seine Mutter ihm Spielzeug und Süßigkeiten kaufte, und bemühte sich darum, Zuwendung von ihr zu bekommen. Sie erklärte ihm dann ehrlich, daß sie keine Zeit habe oder kein Geld, um ihm das Gewünschte zu kaufen.

Wenn ihr seine ständigen Forderungen wieder einmal zuviel wurden, sagte sie: »Hör auf zu fragen! Du kannst nicht haben, was du willst. Es nützt also überhaupt nichts, wenn du weiterbohrst. Du kannst einfach nicht haben, was du willst!« Mit sieben Jahren hörte Sam auf zu fragen. Er zog sich in sich selbst zurück, bekam kleinere Wehwehchen, Leiden und Schmerzen und kränkelte so vor sich hin. Er klagte nicht sehr viel, weil er gelernt hatte, daß es nichts nützte. Zugleich bekam er durch seine Introvertiertheit etwas mehr Aufmerksamkeit von seiner Mutter, die sich durch ihr am wenigsten anspruchsvolles Kind weniger unter Druck gesetzt fühlte. So gelangte er zu der Überzeugung, daß seine Bedürfnisse nicht erfüllt werden konnten.

Als Sam erwachsen wurde, änderte er sich zwangsläufig. Er entdeckte, daß er selbst Geld verdienen konnte und daß er keine materielle Not leiden mußte. Dennoch hielt er immer noch an seiner tief verwurzelten Überzeugung fest, daß seine Bedürfnisse nie erfüllt werden könnten und daß es nicht in Ordnung sei, um etwas zu bitten. Er glaubte auch, daß er nicht genug Zuwendung bekommen konnte, so daß er immer Beziehungen mit Frauen einging, die nie wirklich für ihn da waren, wenn er sie brauchte. Er umgab sich auch oft mit Freunden und Kollegen, die ebenso distanziert und unerreichbar waren.

Je mehr er sich entspannen konnte, desto besser konnte Sam über seine Vergangenheit reden und desto klarer sah er den Zusammenhang zwischen seinen Kindheitserfahrungen, seinen fest verwurzelten Überzeugungen und den Verhaltensmustern, die sich im Erwachsenenleben manifestierten. Sam erkannte, daß seine Beschwerden und Schmerzen von der Frustration herrührten, die durch seine verdrängten Bedürfnisse und die daraus resultierenden Schuldgefühle, überhaupt welche zu haben, entstand.

Wir erarbeiteten einige positive Leitsätze für Sam, die er sich regelmäßig vorsagen sollte, um umzulernen und mehr Erfüllung zu finden. Hier einige Beispiele:

- ✧ Es fällt mir leicht, meinen Bedürfnissen nachzukommen.
- ✧ Ich habe ein reiches und erfülltes Leben.
- ✧ Ich kann um das bitten, was ich will.

Dadurch, daß er über seine Erfahrungen sprach und positive Gedanken einsetzte, um zu neuen, sich für ihn positiver auswirkenden Überzeugungen zu gelangen, war Sam in der Lage, sein Leben zum Positiven hin zu verändern. Seine Beschwerden und Schmerzen verschwanden bald, und sein Leben wurde reicher, befriedigender und erfüllter.

Gedanken sind Energie

Haben Sie schon einmal etwas gegessen, das Ihnen nicht bekommen ist? Einige Nahrungsmittel tun uns nicht besonders gut, sie liegen uns schwer im Magen, sie machen uns träge, und sie können eine allergische Reaktion auslösen oder uns Energie rauben. Wenn Sie viele solche Nahrungsmittel essen, kann Ihr Körper sich daran gewöhnen, so daß Sie ihre Wirkung nicht mehr so deutlich wahrnehmen, aber die Nahrungsmittel machen Sie immer noch träge, schwächen Ihr Immunsystem und verursachen vielleicht sogar auf die Dauer gesundheitliche Probleme. Das gleiche kann für negative oder beschränkende Gedanken gelten.

Jeder Gedanke, den wir haben, besitzt eine eigene Qualität und Substanz. Unsere Gedanken sind Energie. Wir können uns diese Energie wie eine elektrische Ladung vorstellen, die sich in jeder Zelle unseres Körpers ausbreitet und ein Kräftefeld, ein sogenanntes Vitalfeld, bildet, das uns umgibt. Zudem ist die Energie unserer Gedanken magnetisch und zieht ähnliche oder komplementäre Energie an. Das bedeutet, daß unsere Gedanken viel zu den Erfahrungen beitragen, die wir in unserem Leben machen. Sie kennen sicher den Spruch: »Wir sind, was wir essen.« Vielleicht könnte man auch sagen: »Wir sind, was wir denken.«

Wenn wir einen positiven Gedanken haben, füllen und umgeben wir uns mit der positiven Energie dieses Gedankens. Positive Energie stärkt das Immunsystem, hält uns im Gleichgewicht und öffnet uns für positive Erfahrungen, positiv denkende Menschen und Lösungen, die gut für unsere Gesundheit sind. Auf ähnliche Weise strahlen negative Gedanken negative Energie aus, die unsere Gesundheit, unser Gleichgewicht und unsere Erfahrungen negativ beeinflußt. Genauso wie unverträgliche Nahrungsmittel rauben negative Gedanken uns Kraft. In einigen Fällen können sie sogar zu einem geistigen, emotionalen und physischen Stau, im wahrsten Sinne des Wortes zu einer »Verstopfung«, führen.

Wir haben allerdings die Wahl. Wenn wir auf unsere Gedanken hören und ihren Einfluß auf unsere Gesundheit und unser Leben wahrnehmen, können wir uns dafür entscheiden, sie zu ändern. Wir können uns entscheiden, negatives Denken aufzugeben, neue, positive Denkmuster zu entwickeln und unsere Überzeugungen an unsere echten Bedürfnisse und Wünsche anzupassen. Das erfordert etwas Geduld und Übung, aber wir haben es in der Hand, unsere Denkmuster zu verändern. Wir alle können neue Gedanken und Überzeugungen prägen, die sich positiv auf unsere Gesundheit auswirken.

Unsere Gedanken ändern

Wenn wir uns blockiert, unglücklich, ausgebrannt oder niedergeschlagen fühlen, können wir immer etwas dagegen tun: Wir können unsere Gedanken ändern. Wir können uns fragen: *»Welche Überzeugung trägt zu diesem Problem bei?«* oder *»Welchen Einfluß haben meine Gedanken auf meine Gefühle, so daß ich mich ausgelaugt fühle und daran gehindert werde, mich weiterzuentwickeln?«* Wir können auf unsere Gedanken hören, den Einfluß, den sie auf unser Leben haben, wahrnehmen und uns dafür entscheiden, sie zu ändern.

Wenn wir krank sind, können wir positiv darauf reagieren, indem wir uns geeigneten medizinischen und therapeutischen Maßnahmen unterziehen, für die wir uns entschieden haben, aber das ist nicht das einzige, was in unserer Macht steht. Wir können uns die Zeit nehmen, die Gedanken und Überzeugungen wahrzunehmen, die zu unserem schlechten Zustand beitragen könnten, und sie durch Gedanken ersetzen, die unsere Behandlungen unterstützen und den Heilungsprozeß fördern und in einigen Fällen sogar beschleunigen können.

Wenn wir Probleme mit unseren Beziehungen zu anderen

Menschen haben, können wir uns fragen: *»Habe ich gelernt, so zu denken, zu handeln oder zu reagieren, daß diese Probleme dadurch größer werden?«* Die Art und Weise, wie wir über Beziehungen im allgemeinen denken, und all unsere Überzeugungen, die wir in bezug auf das andere, das gleiche Geschlecht, unsere Sexualität, unseren Körper und unsere Selbstachtung haben, tragen dazu bei, welche Art von Beziehungen wir eingehen. Wenn wir nicht mit diesen Beziehungen zufrieden sind, ist es vielleicht an der Zeit, daß wir die Gedanken, die wir haben, ändern.

Wir können damit beginnen, unsere Gedanken und Überzeugungen wahrzunehmen, indem wir unsere Sprache unter die Lupe nehmen. Welche Wörter verwenden Sie immer wieder, wenn Sie telefonieren, wenn Sie mit Ihren Eltern, Ihren Kindern, Ihrem Partner oder Ihrer Partnerin reden, wenn Sie sich mit einem Kollegen unterhalten oder mit jemandem sprechen, den Sie gerade kennengelernt haben? Beklagen Sie sich darüber, wie schlecht die Welt ist? Kritisieren Sie sich selbst oder andere? Sprechen Sie über die Dinge, die Sie in Ihrem Leben als einengend empfinden oder vermissen? Gebrauchen Sie Wörter, die Mühsal und Lebenskampf ausdrücken, wie zum Beispiel *hart, schwer, schwierig* oder *mühselig?* Verwenden Sie Wörter, die Zwang ausdrücken, wie *sollen* und *müssen?*

Wenn wir mehr auf unsere Sprache achten, können wir negative oder beschränkende Elemente unserer Sprache wahrnehmen, die sich im Alltag in unsere Gespräche einschleichen, und den zugrunde liegenden negativen oder beschränkenden Überzeugungen so auf die Spur kommen.

Übung: Die Sprache unter die Lupe nehmen

Nehmen Sie sich einen Tag Zeit, um auf Ihre Sprache zu achten. Ist der Hauptinhalt Ihrer Gespräche negativ oder positiv? Sind Sie kritisch, vorwurfsvoll und schnell mit Urteilen bei der Hand, oder drücken Sie sich im allgemeinen wohlwollend, unterstützend und mitfühlend aus, wenn Sie über sich und andere sprechen? Verwenden Sie in bezug auf Ihr Leben Wörter, die Angst auf zukünftige Fehlschläge ausdrücken, oder verwenden Sie Wörter, die Sicherheit, positives Denken und Erfolg ausdrücken? Verwenden Sie viele Wörter, die Mühsal und Beschwernis ausdrücken? Sprechen Sie oft darüber, wie schwer Sie es haben, oder reden Sie über die Leichtigkeit des Seins und Ihre Freude am Leben?

Wenn es Ihnen hilft, können Sie Stift und Notizbuch verwenden, um sich alles zu notieren, was Sie über Ihre Wortwahl und Gesprächsthemen wahrnehmen. Eine andere Möglichkeit, Ihre Sprachgewohnheiten unter die Lupe zu nehmen, wäre, zu bestimmten Zeiten nebenher ein Tonbandgerät laufen zu lassen, so daß Sie vergessen können, daß es da ist, und so normal wie sonst auch sprechen können.

Vielleicht stellen Sie bei dieser Übung fest, daß Sie ständig über negative Dinge sprechen. Einige Menschen sind dann erstaunt, denn sie halten sich im allgemeinen für positiv denkende Menschen und haben zuvor gar nicht bemerkt, wie viele negative oder beschränkende Wörter, Redewendungen und Ideen sie von sich geben. Selbst wirklich positiv eingestellte Menschen kommen auf diese Weise vielleicht negativen Denkmustern auf die Spur, die noch aus ihrer Kindheit oder aus einer frustrierenden oder enttäuschenden Zeit in ihrem Leben stammen.

Keine Angst, wenn Sie zunächst nicht viel an Ihrer Sprache wahrnehmen. Es braucht etwas Übung, uns selbst zuzuhören. Selbst wenn Sie nur bei einem einzigen Sprachelement den Finger auf die Wunde legen können, kann dies einen Wandlungsprozeß in Gang setzen. Im folgenden finden Sie eine Liste von häufig verwendeten negativen Wörtern oder Redewendungen.

Wörter, die Mühsal ausdrücken

Ihre Eltern haben Ihnen vielleicht direkt oder indirekt vermittelt, daß das Leben hart ist. Die Kindheit ist ein prägender Lebensabschnitt. Als Kinder ahmten wir die Sprache nach, die unsere Eltern und andere wichtige Bezugspersonen gebrauchten. Wenn diese Sprache immer wieder Wörter, Redewendungen, Ausdrücke oder Konzepte enthielt, welche sich mit der Härte des Lebens auseinandersetzten, dann ist es sehr wahrscheinlich, daß auch in unserer Sprache diese negative Denkweise zum Tragen kommt.

Wörter, in denen Mühsal und Lebenskampf anklingen, wiegen schwer. Sie drücken uns geistig, emotional und körperlich nieder, entmutigen uns und bringen uns dazu, Schwierigkeiten in allen Lebensbereichen geradezu anzuziehen. Wenn wir innerlich glauben, daß wir um alles kämpfen müssen, kann das zu körperlichen Verspannungen führen. In einigen Fällen drückt unsere Körperhaltung dann auch Mut- und Freudlosigkeit aus. Solch eine Lebenseinstellung kann uns daran hindern, unsere Bedürfnisse zu erfüllen, und unsere Fähigkeit beeinträchtigen, gesund, sprühend vor Ideen und glücklich in Beziehungen zu leben.

Hier einige Beispiele für häufig verwendete Wörter und Redewendungen, die Mühsal und Lebenskampf ausdrücken:

- hart
- schwer
- schwierig
- mühselig
- mühsam
- Streß
- nicht können
- harte Arbeit
- Krise
- Unglück
- Desaster

Wie in:
- »Es fällt mir schwer, Neues zu erlernen.«
- »Ich bin in einer schwierigen Situation.«
- »Das zu erreichen, bedeutet harte Arbeit.«
- »Ich arbeite immer hart, aber ich scheine nie weiterzukommen.«
- »Es ist immer so schwierig, finanziell über die Runden zu kommen.«
- »Ich versuche mich zu ändern, aber es ist so mühsam.«
- »Ich kann nicht gewinnen.«
- »Ich bin im Streß.«
- »Es fällt mir schwer, mich zu ändern.«
- »Ich bin in einer Krise.«
- »Es ist schon ein Desaster.«

Wie können wir erwarten, daß uns das Leben leichtfällt, wenn wir uns ständig einreden, wie hart und beschwerlich es ist?

Wörter, die Zwang ausdrücken

Als Kinder lernen wir auch »Zwangwörter« von den Menschen, die uns umgeben. Immer wenn uns gesagt wird, daß wir etwas tun *müssen* und daß es etwas ist, das wirklich getan werden *sollte*, entstehen zwanghafte Gedanken – besonders wenn Wörter wie *sollen* und *müssen* oft gebraucht werden. Wir übernehmen zwanghafte Gedanken von unseren Bezugspersonen, die ständig darüber sprechen, was wir, sie selbst oder andere Menschen tun sollen oder müssen.

Zwangwörter schaffen und verstärken zwanghafte Überzeugungen, die uns häufig frustrieren, auslaugen und hemmen. Sie führen dazu, daß wir Dinge unter Druck tun, und nehmen uns die Freude daran. Folglich treiben wir uns oft bis an unsere Leistungsgrenzen an, oder noch häufiger scheitern wir an dem Versuch, ein ungesundes Maß an Erfolg oder Anerkennung zu erreichen. In beiden Fällen leidet unser Selbstwertgefühl darunter, wir fühlen uns als Versager und Schwächlinge oder versinken in Selbstkritik, weil der Erfolg ausbleibt.

Zwangwörter schränken unsere Möglichkeiten ein. Wir verwenden zwanghafte Gedanken, um uns zu hart anzutreiben, um uns dazu anzustacheln, Dinge zu tun, die wir nicht tun wollen, und manchmal auch, um uns zwanghaft in Situationen zu begeben, die ungesund oder schädlich für uns sind. Sie können zu Verzweiflung, Workaholic-Tendenzen, Depression, Faulheit und Müdigkeit beitragen.

Hier einige Beispiele für häufig verwendete Wörter, Konzepte oder Redewendungen, die Zwang ausdrücken:

- müssen
- nicht dürfen
- sollen/nicht sollen
- die Pflicht haben, etwas zu tun

Wie in:

- »Ich muß mich stärker ins Zeug legen, um Erfolg zu haben.«
- »Ich muß durchhalten, bis ich damit fertig bin.«
- »Ich habe die Pflicht, dies zu erledigen, bevor ich die Dinge tun kann, die ich tun möchte.«
- »Ich darf nicht so sein.«
- »Ich sollte in Gegenwart von anderen Leuten nicht weinen.«
- »Ich sollte mich an meine Diät halten.«
- »Ich sollte mich jetzt eigentlich besser fühlen.«

Einige der Dinge, über die wir aus einer Zwangsvorstellung heraus denken oder in Worten ausdrücken, können auch gut für uns sein. Vielleicht würde es uns guttun, wenn wir uns an unsere Diät halten. Negativ auf unsere Gesundheit wirkt sich vielmehr die Art und Weise, in der wir darüber denken, aus. Zwanghaftes Denken kann gute, sich auf unsere Gesundheit positiv auswirkende Verhaltensmuster blockieren oder sabotieren, weil wir dadurch die Freude daran verlieren und sie als Pflicht oder Strafe ansehen.

Redewendungen, die Angst ausdrücken

Die meisten Menschen entwickeln einen Wortschatz an Formulierungen, die Angst ausdrücken. Einige davon stammen aus der Kindheit, und andere haben wir als Erwachsene übernommen, abgeändert und selbst formuliert. Redewendungen, die Angst ausdrücken, schaffen und verstärken von Angst geprägte Überzeugungen. Im Extremfall lähmen sie uns und machen uns passiv und machtlos. Angst ist eine natürliche Reaktion, aber mit Redewendungen, die Angst ausdrücken, können wir uns in einen Angstzustand hineinsteigern, der unnatürlich ist und sich negativ auf unsere Gesundheit auswirkt.

Die Anspannung und der Angstzustand, die durch angstvolle Gedanken entstehen, können unser Immunsystem schwächen, unsere natürliche Fähigkeit, unseren Körper und Geist zu schützen, beeinträchtigen, den Blutdruck in die Höhe treiben und uns so blockieren, daß wir nicht mehr fähig sind, uns am Leben zu freuen. Durch die Energie angsterfüllter Gedanken können wir sogar Ereignisse provozieren, die wir am liebsten vermeiden wollen (selbsterfüllende Prophezeiungen). Das, wogegen wir uns wehren, bleibt bestehen!

Hier einige Beispiele für häufig verwendete Formulierungen, in denen Angst zum Ausdruck kommt:

- »Man kann heutzutage niemandem mehr trauen.«
- »Ich habe Angst davor, mich lächerlich zu machen.«
- »Wir leben in einer gefährlichen Welt.«
- »Diese Zeiten sind gefährlich.«
- »Man ist auf der Straße nicht mehr sicher.«
- »Wenn man nicht von einem Gauner übers Ohr gehauen wird, dann von der Regierung.«
- »Ich werde mitten im Examen ein Blackout haben und alles vergessen, was ich gelernt habe.«
- »Was, wenn ich einen Fehler mache?«
- »Es ist entsetzlich!«
- »Was für ein Alptraum!«

Wie alle anderen negativen Denkmuster sind unsere angstbesetzten Wörter und Gedanken nur schlechte Angewohnheiten, und schlechte Angewohnheiten lassen sich leicht ändern. Wir müssen es nur wollen.

Negative und beschränkende Erwartungen

Angstvolle Gedanken sind nur eine Form von negativen oder beschränkenden Erwartungen. Unsere Sprache ist voller Redewendungen und Aussagen, die unsere Erwartungen, zu versagen, Enttäuschungen zu erleben, in ein Unglück zu schlittern oder etwas zu verlieren, widerspiegeln. Wenn wir das Schlimmste erwarten, werden wir wie der Protagonist in einem Roman oder einem Bühnenstück, der negative selbsterfüllende Prophezeiungen über sein Leben macht und von einem Desaster ins andere stolpert. Unsere negativen Erwartungen sind fatalistisch. Sie machen uns zu Opfern, denen Unglück und Mißgeschick widerfahren, anstatt zu Meistern des eigenen Schicksals, die es in der Hand haben, für Gesundheit und Glück zu sorgen.

Hier einige Beispiele für Redewendungen, die unsere negativen oder beschränkenden Erwartungen widerspiegeln:

- »Es hat ja eh keinen Zweck, es würde nie funktionieren.«
- »Ich werde nur enttäuscht sein.«
- »Ich werde noch krank, wenn ich so weitermache.«
- »Sie werden froh sein, wenn sie mich los sind.«
- »Es wird nur noch schlimmer kommen.«
- »Ich werde nie auf einen grünen Zweig kommen.«
- »Dabei wird nie etwas Gutes herauskommen.«
- »Zuviel des Guten hat schon immer geschadet.«
- »Ich gehe immer einen Schritt vor und zwei zurück.«
- »Ich muß das Beste aus einer schlechten Arbeit machen.«
- »Es wird mit Tränen enden.«

So wie wir negative selbsterfüllende Prophezeiungen in unserem Leben machen können, so können wir auch positive treffen. Indem wir unsere Sprache ändern, unsere Gedanken ändern und unsere verinnerlichten Überzeugungen umwandeln, können wir Einfluß auf unsere Gesundheit, unser Wohlbefinden, unseren emotionalen Zustand, unsere Beziehungen, unsere Karriere, unsere Finanzen und unsere spirituelle Entwicklung nehmen.

Unsere innere Stimme

Auf die Wörter und Redewendungen, die wir gebrauchen, zu achten ist nur eine Möglichkeit zur Wahrnehmung unserer Gedanken und Überzeugungen. Im Laufe des Tages gibt es oft Zeiten, in denen wir keine Gespräche mit anderen führen. In diesen Zeiten können wir uns unseres inneren Dialogs am besten bewußt werden. Unser Geist ist in ständiger Bewegung. Jeden Tag unseres Lebens gehen uns unzählige Gedanken durch den Kopf. Es ist wichtig, daß wir auf unsere innere Stimme, die zu uns spricht, hören.

Möglicherweise ist dazu ein wenig Übung erforderlich. Selbst wenn wir allein sind, gibt es genügend Lärm und Aktivität um uns herum, um unsere innere Stimme zu übertönen, und manchmal ist sie uns einfach so vertraut, daß wir sie nicht hören. Viele unserer Gedanken können positiv sein, aber wie die Gefühle, die wir ausdrücken, können auch die Gedanken, die uns im Kopf herumgehen, zahlreiche Wörter, Redewendungen oder Konzepte beinhalten, die negativ, einengend, angsterzeugend, zwanghaft oder Anzeichen für einen inneren Konflikt und ein Ringen mit sich selbst sind.

Übung: Auf die innere Stimme hören

Nehmen Sie sich zehn Minuten Zeit, um auf Ihre innere Stimme zu hören. Sorgen Sie dafür, daß Sie nicht gestört werden, nehmen Sie den Telefonhörer von der Gabel, schalten Sie Radio und Fernseher aus, und beseitigen Sie alles in Ihrer Umgebung, das Sie ablenken und daran hindern könnte, sich auf Ihre Gedanken zu konzentrieren. Häufig ist es am besten, wenn Sie sich ein bequemes Plätzchen suchen, wo Sie sich aufrecht hinsetzen können. Nehmen Sie eine entspannte Körperhaltung ein.

Wer es nicht gewohnt ist, in Ruhe und Stille in sich zu gehen, mag sich unwohl fühlen, wenn er diese Übung das erstemal macht. Für einige Menschen beginnt die einzige Ruhezeit des Tages, wenn sie ins Bett gehen, und es ist möglich, daß Sie bei dieser Übung müde werden und Ihnen nach einem Nickerchen ist. Deshalb ist es auch besser, wenn Sie sich aufrecht hinsetzen. Wenn Sie merken, daß Sie schläfrig werden oder daß Sie etwas ablenkt, dann richten Sie Ihre Aufmerksamkeit behutsam wieder auf das, was Sie vorhaben, und hören Sie weiter auf Ihre Gedanken.

Nehmen Sie die positiven Stimmen wahr. Nehmen Sie die negativen wahr. Ist Ihr Geist sehr rege, oder ist er ruhig? Haben Sie Gedanken, die Angst ausdrücken? Denken Sie an all die Dinge, die Sie tun *sollten?* Birgt Ihre innere Stimme den Ausdruck von Verzweiflung, Glück, Angst, Zufriedenheit oder Verwirrtheit? Haben Sie viele negative oder viele positive Erwartungen?

Wenden Sie sich wieder Ihren normalen Aufgaben und Aktivitäten zu, wenn die zehn Minuten des Insichgehens um sind, aber versuchen Sie, Ihre Gedanken dabei weiter wahrzunehmen. Halten Sie ab und zu inne, und fragen Sie sich: *»Was denke ich jetzt?«* Versuchen Sie so lange wie möglich damit fortzufahren, Ihre inneren Dialoge wahrzunehmen: Nehmen Sie Ihre Gedanken wahr, wenn Sie essen, sich ausruhen, duschen, einkaufen, fernsehen, unterwegs sind, sich ausziehen oder schlafen gehen. Nehmen Sie Ihre Gedanken beim Aufwachen wahr. Sind sie positiv? Sind sie negativ? Sind sie Ihrer Gesundheit und Ihrem Glück förderlich? Würde es Ihnen guttun, sie zu ändern?

Je mehr Sie üben, auf Ihre Gedanken zu hören und sie wahrzunehmen, desto einfacher wird es für Sie, Ihren Geist zu heilen und Ihr Leben zum Positiven hin zu verändern.

Wie können wir unsere Gedanken ändern?

Wenn wir unser Bewußtsein auf einen Aspekt unseres Lebens oder unseres Verhaltens richten, setzen wir automatisch einen Wandlungsprozeß in Gang. Wenn wir die negativen Dinge, die wir tun oder sagen, wahrnehmen, beginnen wir oft zwangsläufig, sie zu ändern. Das gleiche gilt für unsere negativen oder beschränkenden Gedanken. Vielleicht ist unsere Bereitschaft, sie wahrzunehmen, ein Anzeichen des Heilungsprozesses in unserem Inneren, eines Aspekts unseres Selbst, das unabhängig von unseren bewußten Entscheidungen immer mehr von uns einnimmt und sich wandelt.

Unsere Gedanken wahrzunehmen ist, als hätten wir eine Taschenlampe in der Hand, während wir im Dunkeln einen Weg entlanggehen. Da wir sehen können, wohin wir gehen und in was wir unter Umständen hineingeraten, wägen wir unsere Schritte automatisch wohlüberlegt und genauer ab. Da wir jedoch Informationen über unseren Weg erhalten, haben wir das Ausgangsmaterial zur Verfügung, um einige bewußte und radikale Richtungsänderungen vorzunehmen. Wenn der Weg uns nicht dahin bringt, wo wir am liebsten hingehen wollen, dann können wir einen anderen wählen oder eine ganz neue, noch unbegangene Route anlegen. Wenn wir unsere Gedanken wahrnehmen, können wir viel tun, um den Wandlungsprozeß anzuregen oder zu beschleunigen.

Negative Gedanken aus unserem Kopf verbannen

Wir können uns einfach weigern, negative oder beschränkende Dinge zu denken oder zu sagen. Immer wenn Sie sich selbst dabei ertappen, daß Sie eine kritische oder ängstliche Aussage machen, können Sie sich behutsam in Schach halten und sich weigern, damit fortzufahren. Es gibt zum Beispiel Zeiten, in denen es besser für uns ist zu schweigen, als uns in ein Gespräch mit jemand anderem einzulassen, was dann negative Gedanken bei uns auslöst.

Sie können mitten in Ihrem Gedankengang innehalten, indem Sie sie wie Einladungen behandeln, die Sie dankend ablehnen. Sie könnten sich im Geiste sagen: *»Nein danke, ich möchte jetzt lieber positiv denken.«*

Wenn es Ihnen hilft, können Sie sich vorstellen, daß es einen »Aus«-Schalter für Ihre negativen Gedanken gibt, über den Sie sie einfach ausschalten können, um statt dessen etwas Angenehmeres zu wählen, etwa so, wie Sie auf den »Aus«-Schalter am Plattenspieler drücken, um die Wiedergabe einer alten Platte zu beenden und eine neue aufzulegen.

Die Gedanken mit Liebe behandeln

Wir können unsere negativen Gedanken am effektivsten ändern, wenn wir mit Liebe und Mitgefühl an sie herangehen. Wenn wir sie hassen, ebnen wir dem Selbsthaß den Weg und schaffen einen inneren Konflikt, einen inneren Kampf und eine innere Anspannung. All dies trägt zu unserer negativen Energie bei und fesselt uns erst recht an die Denkmuster, von denen wir uns lösen wollen.

Ich habe Menschen sagen hören, daß sie ihre negative Einstellung oder ihre Krankheit »bekämpfen«. Diese Haltung spricht zwar auch für ihren Mut und ihr Engagement, mit dem sie dagegen angehen, aber ihr liegen Überzeugungen zugrunde, die negative Denkmuster verstärken oder zur Krankheit beitragen können. Was wir brauchen, ist behutsames Verweigern, Loslassen, Verändern und Wandeln und nicht die Vorstellung, wir müßten unsere negative Einstellung abschütteln, unsere beschränkenden Überzeugungen ausmerzen oder unserer Krankheit den Garaus machen. Unser stärkstes Gegenmittel gegen eine negative Einstellung ist die uns innewohnende Liebesfähigkeit.

Sie könnten sich Ihre negativen oder beschränkenden Überzeugungen wie ängstliche oder unglückliche Kinder vorstellen, die Liebe brauchen. Jedesmal, wenn Sie sich selbst etwas Negatives denken oder sagen hören, stellen Sie sich vor, daß der Gedanke und die ihm zugrunde liegende Überzeugung von Liebe durchströmt werden. Das öffnet Sie sofort für eine positivere Lebenseinstellung, macht Sie glücklicher und zufrieden. Durch Liebe kann ein angstvoller Gedanke eine positive Erwartung werden.

An Tagen, an denen Sie bemerken, daß Sie besonders negativ über sich selbst und Ihre Mitmenschen denken, kann es sinnvoll sein, wenn Sie einmal Abstand nehmen und sich etwas Zuspruch geben. So als würden Sie ein ängstliches oder zorniges Kind trösten, können Sie zu sich selbst sagen: *»Hab keine Angst. Ich liebe dich und ich werde immer für dich da sein.«*

Negative Gedanken durch positive ersetzen

Negative Gedanken durch positive zu ersetzen ist eine einfache Methode, die bei jedem heilsamen Wandlungsprozeß eine wichtige Rolle spielt. Es leuchtet ein, daß wir uns für neue positive Gedanken und Überzeugungen öffnen müssen, sobald wir die negativen hinter uns lassen. Wenn wir uns dafür entscheiden, die Denkmuster, die zu unserer Krankheit oder inneren Disharmonie beitragen, aufzugeben, gilt es also, Gedanken zu entwickeln, die Gesundheit, Wohlbefinden und Erfolg fördern.

Positives Denken hat zusätzlich den Vorteil, daß wir unsere tief verwurzelten negativen Denkmuster dabei zwangsläufig verdrängen, aufgeben und von ihnen ablassen. Wenn wir einen positiven Gedanken immer wieder im Geiste wiederholen, läßt er keinen Raum mehr für die negativen Stimmen. Er erfüllt uns mit einer positiven Energie, die die alte negative absorbiert. Je öfter wir einen positiven Gedanken hegen, desto mehr Distanz bekommen wir zu alten, negativen Assoziationen und desto mehr können wir unsere negative Haltung durch eine wohlwollende, gesundheitsfördernde und positive Haltung ersetzen.

Wann immer Sie bemerken, daß Sie etwas Negatives denken, können Sie dem Gedanken Einhalt gebieten, ehe er sich festsetzt, und ihn durch einen freudigen, lebensbejahenden und gesundheitsfördernden Gedanken ersetzen. Im nächsten Kapitel werde ich erläutern, wie Sie positive Gedanken sinnvoll auswählen und einsetzen können. Die meisten Menschen, die willens sind, ihre Denkweise zum Positiven zu verändern, sind erstaunt, welchen Einfluß ihre neuen, positiven Gedanken auf ihr Leben und Wohlbefinden haben. Wir brauchen es nur zu wollen, dann können wir unser Leben zum Positiven hin verändern.

Wiederholen Sie jetzt im Geiste die folgende positive Aussage, und wenden Sie sie immer dann an, wenn Sie bemerken, daß Sie in alte, negative Denkmuster verfallen:

✧ Ich habe eine Fülle von positiven, gesundheitsfördernden Gedanken im Kopf.

Und nehmen Sie sich einen Moment Zeit, um die negativen und einengenden Gedanken zusammen mit mir zu eliminieren …

Visualisierung: Der Wasserfall

Suchen Sie sich ein ruhiges, bequemes Plätzchen, nehmen Sie den Telefonhörer von der Gabel, und sorgen Sie dafür, daß Sie nicht gestört werden. Setzen Sie sich auf einen Stuhl oder Sessel mit Rückenlehne, setzen Sie sich entspannt und gelöst hin, mit leicht geöffneten und nicht übereinandergeschlagenen Beinen, und lassen Sie die Arme locker herabhängen. Wenn Sie wollen, können Sie sich auch hinlegen, aber achten Sie auch hierbei darauf, eine offene Körperhaltung einzunehmen und sich nicht zusammenzurollen.

Ich werde Sie jetzt wieder zu einer Bilderreise einladen. Es ist, wie gesagt, nicht nötig, tatsächlich deutliche Bilder vor dem inneren Auge zu sehen. Manchen Leuten gelingt es, bei anderen ist es »irgendwie mehr gedanklich«, oder sie stellen sich vor, daß sie etwas ansehen. Aber das spielt letztendlich keine Rolle.

Visualisierungstext

Du stehst an einem heißen Sommertag an einem schönen Wasserfall. Die Luft um dich herum ist sauber und frisch, und sie flimmert leicht in der Hitze. Aber da ist noch etwas anderes: Dieser Ort hat etwas Spezielles, Magisches an sich; es herrscht eine Atmosphäre mit Heilwirkung, die du beinahe körperlich spüren kannst.

Unter dem Wasserfall hat sich ein Tümpel gebildet, in dem sich das Wasser sammelt. Er sieht so einladend aus, daß du deine Kleider abstreifst und ins Wasser gehst. Du watest durch das kühle Naß und näherst dich dem Wasserfall. Du trittst darunter und spürst, wie der sanfte Wasserstrahl deinen Körper trifft. Dein Körper labt sich an der prickelnden Frische und dem Gefühl sprühenden Lebens.

Das Wasser reinigt dich und spült alle alten, negativen Energien fort; all deine alten Ängste, Schmerzen, Beschwerden und Verspannungen fließen ab und lösen sich in Nichts auf. Das Wasser spült auch alle alten, negativen Gedanken fort und befreit dich von Denkmustern, die für deine Gesundheit, dein Wohlbefinden und deine Lebensfreude nicht gut sind. Krankheit, Disharmonie und Kummer perlen von dir ab und werden von dem klaren, magischen Wasserstrahl fortgespült. Du fühlst dich heil und ganz.

Jetzt verläßt du den Wasserfall wieder und watest zum Rand des Tümpels. Du fühlst dich energiegeladen und verjüngt. Du gehst aus dem Wasser und läßt deinen Körper in der warmen Luft trocknen. Du ziehst dich wieder an und entdeckst, daß deine alten Kleider durch neue ersetzt worden sind, die sich wunderbar anfühlen.

Wiederholen Sie diese Visualisierung regelmäßig. Wenn es Ihnen hilft, können Sie den Text dafür auf Band sprechen oder ihn sich von einem Freund oder einer Freundin vorlesen lassen. Wechseln Sie sich mit ihm oder ihr ab, sich gegenseitig durch die Visualisierung zu führen.

Sie könnten sich auch beim Duschen oder Baden vorstellen, wie Ihre alten, negativen Gedanken mühelos fortgespült werden. Jedesmal, wenn Sie Ihren Körper reinigen, ist dies eine Gelegenheit für Sie, die Vergangenheit hinter sich zu lassen und sich in jedem neuen Augenblick sauber, frisch und positiv zu fühlen.

3.
Unser positives Potential

Gesundheitsfördernde Gedanken

Gesundheitsfördernde Gedanken sind zulassende Gedanken. Sie lassen zu, daß wir so sind, wie wir wirklich sind. Wenn wir positive, gesundheitsfördernde Gedanken über uns selbst und das Leben haben, erlauben wir uns das, was wir wirklich verdienen: Freiheit, Freude, Vergnügen und Seelenfrieden. Eine gesundheitsfördernde Denkweise bringt Selbstakzeptanz, Selbstanerkennung und Selbstliebe mit sich.

Haben Sie schon einmal jemanden angesehen und die wundervolle, gesunde, spezielle Person aus diesem Menschen strahlen sehen und zugleich Anzeichen von Verwirrung, Negativität, Krankheit, Disharmonie oder Konflikt an ihr oder ihm bemerkt? Bis zu einem gewissen Grad sind wir alle so: schöne, gesunde Wesen, deren inneres Licht teilweise vom negativen Ballast des Lebens überschattet wird: von den Krankheiten, den Problemen, den schmerzlichen Erfahrungen und besonders den negativen und beschränkenden Überzeugungen.

Durch eine gesundheitsfördernde positive Denkweise wird unser inneres Licht und unsere Vitalität sichtbarer und aktiver, so daß unsere wahre, gesunde Natur zum Vorschein kommt und der negative Ballast, der unser Leben in eine bestimmte Richtung gelenkt hat, keine Schatten mehr wirft. Stellen Sie sich strahlendes, goldenes Sonnenlicht vor, das teilweise von düsteren Wolken verdeckt wird. Die volle Kraft der Sonne macht sich nur bemerkbar, wenn die Gewitterwolken verzogen sind. Durch

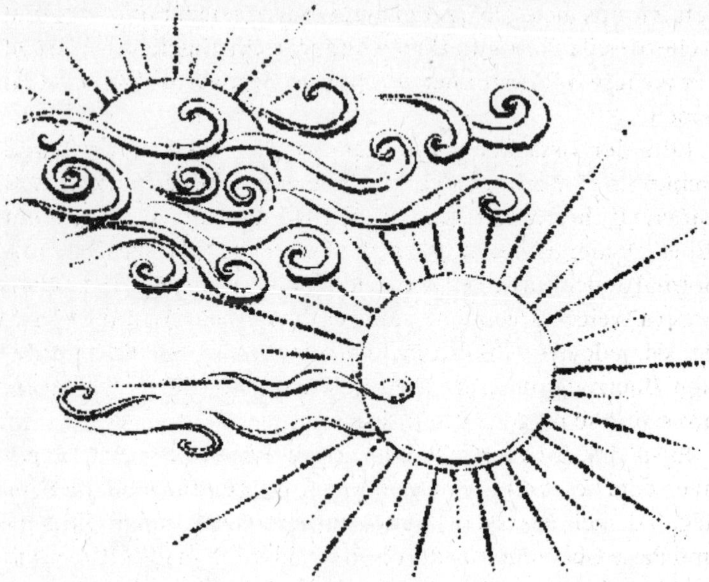

positives Denken werden die negativen Wolken aufgelöst, so daß das innere Licht sichtbar und aktiv wird und seine volle, kreative Kraft entwickeln kann.

Den Geist umschulen

So wie wir als Kinder bestimmte Denkmuster erlernt haben, so können wir auch jetzt neue Denkmuster erlernen. Sie wissen sicher, wie gerne kleine Kinder Dinge imitieren. Die meisten Lernprozesse in unserer Kindheit finden durch Wiederholung statt. Redewendungen, Aussagen, Reaktionen und Verhaltensmuster wurden für uns und um uns herum wiederholt, bis wir sie nachgeahmt und im Innersten wiederholt haben. Sie haben sich in unserem Geist als Gedanken und dann als grundlegende Überzeugungen eingeprägt. Im Laufe unserer Entwicklung haben wir uns diese Überzeugungen immer wieder bestätigt und weitere Gedanken und Überzeugungen hinzugefügt, während wir weitere Informationen aus unserer Umwelt aufgenommen haben.

Eine der Ursachen dafür, daß wir uns unserer negativen Denkmuster manchmal gar nicht bewußt sind, liegt darin, daß wir von frühester Kindheit an gelernt haben, uns sehr stark mit ihnen zu identifizieren. Deshalb ist es verständlich, daß sie uns normal und natürlich erscheinen. Sie haben unser ganzes Leben unsere Weltsicht geprägt und beeinflussen die Art und Weise, wie wir jede neue Erfahrung interpretieren. Selbst die absurdesten Überzeugungen können uns richtig erscheinen, weil sie uns schon so lange vertraut sind.

Es spielt jedoch keine Rolle, wie sehr wir uns mit einer negativen oder beschränkenden Überzeugung identifiziert haben. Es liegt jederzeit in unserer Hand, unseren Geist »umzuschulen« und diese Überzeugung durch eine andere zu ersetzen, die sich positiv auf uns auswirkt. Wir können lernen, uns mit den Ideen zu identifizieren, die unsere neue, positive Sicht von uns selbst widerspiegeln. Wir können die negativen Einflüsse der Vergangenheit hinter uns lassen und uns für neue, positive Erfahrungen öffnen. Der Schlüssel dazu ist schlicht und heißt einfach Wiederholung.

Wenn Sie viele Wörter verwenden, die Mühsal ausdrücken, und sich ständig sagen, wie hart, schwer oder schwierig alles ist, können Sie geeignete positive Gedanken, Wörter, Redewendungen oder Aussagen finden, die Sie statt dessen wiederholen, um sich die negativen Denkmuster »abzutrainieren«. Anstatt zu sagen: *»Es fällt mir schwer, damit klarzukommen«,* wann immer eine Aufgabe sich als stressig oder anspruchsvoll erweist, können Sie die Herausforderung annehmen, nach neuen Lösungen suchen und immer wieder im Geiste wiederholen: *»Es fällt mir leicht, damit klarzukommen.«*

Diese neue, positive Aussage ermöglicht es Ihnen, Lösungen

zu finden, die Sie mit Ihren negativen Gedanken vielleicht blockiert haben. Sie strahlt eine magnetische Energie aus, die Sie für die richtige Unterstützung, neue Einsichten, neue Methoden oder alternative Lösungsmöglichkeiten öffnet. Es sind unsere Gedanken, die uns das Leben schwer oder leicht machen, ob wir die Krise kriegen oder das Beste aus etwas machen, ob wir uns mit etwas abplagen oder es ganz leicht nehmen. Wenn wir positive, »leichte« Gedanken wiederholen, wird unser Leben in eine andere Richtung gelenkt.

Isobels Geschichte

Isobel kam zu mir, um mit mir über ihre Eheprobleme zu sprechen. Sie war seit zehn Jahren verheiratet und hatte sich im Laufe der Zeit immer weniger von ihrem Mann unterstützt und geliebt gefühlt, obwohl sie wußte, daß er zu ihr und ihrer Beziehung stand. Sie arbeitete halbtags, kümmerte sich um ihre gemeinsamen Kinder, wenn sie von der Schule nach Hause kamen, und übernahm die meisten Hausarbeiten. Ihr Ehemann hatte eine Vollzeitbeschäftigung und sorgte für den Unterhalt der Familie, traf aber nie eine Entscheidung, die etwas anderes als seine Arbeit betraf. Er war auch oft nicht da, wenn etwas zu Hause getan werden mußte, und sie seine Hilfe brauchte.

Isobel litt oft unter Kopf- und Rückenschmerzen, die häufiger auftraten, wenn sie wichtige Entscheidungen treffen mußte oder wenn ihr die Arbeit über den Kopf wuchs. Sie wiederholte ständig, wie hart ihr Leben war. Sie sagte zum Beispiel: *»Es ist so schwierig, alles zu bewältigen«* und *»Es ist sehr schwer, meinen Mann dazu zu bewegen, etwas im Haushalt zu tun«*. Am häufigsten sagte sie: *»Ich mühe mich ab, es allein zu schaffen«* oder *»Ich mühe mich ab, die richtige Entscheidung zu treffen«*. Ich fragte sie, ob sie mit ihrem Ehemann über ihre Situation und ihre Gefühle sprach. Ihre Antwort war: *»Es fällt mir schwer, über Probleme zu reden. Ich bin nicht sehr gut darin.«*

Ich erklärte Isobel, daß eine Beziehung aus zwei Personen besteht, und daß es ihr, wenn sie die Beziehung kitten wollte, guttun würde, anders darüber zu denken und wieder den Draht zu ihm finden sollte. Ich erklärte ihr außerdem, daß es ihnen vielleicht auch guttun würde, eine Partnertherapie zu machen, wenn ihr Mann dazu bereit wäre. Zunächst gab ich ihr eine Reihe von positiven Gedanken mit auf den Weg, damit sie sich für neue Lösungen öffnen konnte. Hier einige Beispiele:

- ✧ Es fällt mir leicht zu kommunizieren.
- ✧ Es fällt mir leicht, um Hilfe zu bitten.
- ✧ Ich werde bei Entscheidungen immer unterstützt.
- ✧ Es fällt mir leicht, mich um meine Bedürfnisse zu kümmern.
- ✧ Das Leben unterstützt mich voll und ganz.
- ✧ Mein Leben ist einfach und leicht.

Isobel entschied sich, zunächst ihre Denkweise zu ändern und dann mit ihrem Mann über ihre Gefühle und Frustrationen zu sprechen. Wir planten, bei unserem nächsten Beratungsgespräch »Trockenübungen« zu machen, die ihr helfen sollten, das Gespräch mit ihrem Mann zu suchen. Ich wollte ihr in Rollenspielen neue Möglichkeiten aufzeigen, wie sie Forderungen ohne Klagen und Schuldzuweisungen stellen konnte. Die Ereignisse nahmen jedoch einen etwas anderen Verlauf.

Nach drei Tagen, an denen sie neue, positive Gedanken gehegt hatte, ergab es sich, daß Isobel ein paar Stunden mit ihrem Mann allein war, während ihre Kinder bei den Nachbarn spielten. Sie verspürte einen überwältigenden Drang, mit ihm darüber zu sprechen, wie sie sich fühlte, aber ehe sie den Mund aufmachen konnte, sagte er: »Geht's dir gut? Du scheinst in letzter Zeit so weit weg zu sein.« Isobel brach sofort in Tränen aus, und dann sprachen sie so miteinander, wie sie es bis dahin noch nie getan hatten. Als die Kinder zwei Stunden später nach Hause kamen, waren sie immer noch in ihr Gespräch vertieft.

Isobels Mann verstand nicht sofort alles, was sie ihm sagte, aber er machte sich Sorgen um sie und erkannte, daß er ihr Kummer bereitete, weil er sie nicht genügend unterstützte. Er sah ein, daß er mehr tun konnte, um ihr zu helfen, und daß er nicht zu gleichen Teilen die Verantwortung übernahm und keinen Anteil an gemeinsamen Entscheidungen hatte. Er sagte ihr allerdings auch, ein Grund dafür, daß er sich zurückgezogen hatte, sei, daß sie die Dinge, die er in der Vergangenheit getan hatte, ständig kritisiert und seine Entscheidungen häufig unterminiert hatte. Zudem hatte er sie oft einfach machen lassen, weil sie selbst die einfachsten Aufgaben wie harte Arbeit aussehen ließ.

Isobel fuhr fort, ihre positiven Gedanken einzusetzen, und sie und ihr Mann nahmen sich vor, mehr gemeinsam zu unternehmen und weiter miteinander zu reden. Isobels Mann ließ sich schließlich sogar auf eine Partnertherapie ein, obwohl er sich anfangs dagegen gesträubt hatte, und ihr gemeinsames Leben wurde immer besser. Isobels Kopf- und Rückenschmerzen ließen nach, und sie begann, die Leichtigkeit des Seins zu genießen und Spaß am Leben zu haben. Sie hatte zwar immer noch viel um die Ohren, aber sie war jetzt in der Lage, gelassener an die Dinge heranzugehen und nicht alles als harte Arbeit zu empfinden.

Eigene positive Gedanken auswählen

Welche positiven Gedanken für Sie geeignet sind, hängt von Ihren sich wandelnden Bedürfnissen, Wünschen und Sehnsüchten ab. Wenn Sie mit einem gesundheitlichen Problem konfrontiert sind, brauchen Sie positive Gedanken, die Ihnen dabei helfen, den Heilungsprozeß zu fördern, mit den Krankheitssymptomen umzugehen und den Ursachen Ihrer Erkrankung auf den Grund zu gehen. Wenn Sie Krankheiten vorbeugen wollen, ist eine positive Denkweise für das allgemeine Wohlbefinden auch in Zukunft förderlich.

Positive Gedanken haben die größte Wandlungskraft, wenn sie speziell darauf abgestimmt sind, die negativen oder beschränkenden Denkmuster, die wir derzeit haben, zu ersetzen. Unsere negativen Gedanken stellen das Ausgangsmaterial für unsere neuen, positiven Gedanken dar. Sie liefern uns viele Hinweise auf unsere Krankheiten oder Probleme und bieten deshalb Lösungen. Zu den effektivsten positiven Gedanken gehören jene, die direkte Gegensätze zu den Gedanken und Überzeugungen bilden, die wir die meiste Zeit unseres Lebens mit uns herumgeschleppt haben.

Gedanken an Mühsal umwandeln

Aus Isobels Geschichte wird deutlich, wie sie einige ihrer grundlegenden Überzeugungen über die Beschwerlichkeit des Lebens und harte Arbeit mit Hilfe von positiven Gedanken, die ihren alten, negativen Denkmustern entgegengesetzt waren, ändern konnte. Hier ein paar weitere Beispiele dafür, wie sich Wörter, Konzepte oder Redewendungen, die Mühsal ausdrücken, umwandeln lassen:

Die Wörter *hart, schwierig* und *schwer* können durch *leicht* ersetzt werden, wie in:

- ✧ »Es ist leicht für mich, Neues zu lernen.«
- ✧ »Mein Leben wird immer leichter.«

Die Wörter *Krise, Desaster* oder *Unglück* lassen sich durch *Gelegenheit* oder *Herausforderung* ersetzen:

- ✧ »Das ist so eine gute Gelegenheit.«
- ✧ »Es ist eine Herausforderung für mich, aber es wird immer leichter.«

Die Formulierung *»Ich kann nicht«* läßt sich in *»Ich kann«* umwandeln:

- ✧ »Ich kann gewinnen!«

Das Wort *mühsam* kann durch *sein Bestes* tun ersetzt werden:

- ✧ »Ich tue mein Bestes, mich zu ändern.«

»Mühsam« ist ein Wort, das bei allem, was wir beschließen zu tun, für Spannung und Verwirrung sorgt. Es erzeugt eine Energie, die Frustration, Ohnmacht und Mutlosigkeit nach sich zieht. Wir entscheiden uns, entweder etwas zu tun oder es nicht zu tun. Wir haben zwar noch keinen Erfolg gehabt, aber wir können uns zumindest zugestehen, daß wir unser Bestes tun, um unser Ziel zu erreichen.

Gedanken an Zwang umwandeln

Um unser Gedankengut zu ändern, brauchen wir eine Sprache, die Möglichkeiten offen läßt. Dann entscheiden wir uns für unsere Handlungen und Reaktionen und können uns für etwas anderes entscheiden, wenn sich diese nicht mehr für uns eignen oder wenn sie unserer Gesundheit und unserem Wohlbefinden nicht förderlich sind.

Hier einige Beispiele dafür, wie sich Wörter, Konzepte oder Redewendungen, die Zwang ausdrücken, umwandeln lassen:

Müssen kann zu *die Möglichkeit haben* und *können* werden:
- ✧ »Ich habe die Möglichkeit, mehr zu tun.«
- ✧ »Ich kann mich entscheiden, aufzuhören.«

Sollen läßt sich in entscheiden und könnte umwandeln:
- ✧ »Ich könnte mich dafür entscheiden, meine Diät einzuhalten.«
- ✧ »Ich könnte mich inzwischen besser fühlen.«

Der Gegenpol zu *nicht dürfen* ist *dürfen:*
- ✧ »Ich darf so sein.«

Nicht sollen läßt sich durch nicht wollen ersetzen:
- ✧ »Ich will in Gegenwart von anderen Leuten nicht weinen.«

Das letzte Beispiel zeigt, wie eine Sprache, die uns die Wahl läßt, es uns ermöglicht, uns von unseren negativen oder beschränkenden Gedanken zu lösen. Wir können lernen, daß es in Ordnung ist, unsere Gefühle auszudrücken und in Gegenwart von anderen emotional zu sein, wenn wir uns aktiv dafür entscheiden, es zu tun oder nicht zu tun, anstatt in der emotionalen Zwangsjacke eines Gedankens wie *»Ich sollte in Gegenwart von anderen Leuten nicht weinen«* zu stecken.

Angstvolle Gedanken umwandeln

Das Zauberwort zum Umwandeln von angstvollen Gedanken ist das Wort *sicher*. Wenn wir uns unsere Ängste eingestehen, uns bestätigen, daß wir in Sicherheit sind, und unsere ängstlichen Gedanken aufgeben, öffnen wir uns für neue Erfahrungen der Sicherheit. Der Glaube an Sicherheit kann uns dabei helfen, das zu erreichen, was wir uns am meisten wünschen. Er kann uns mit einer beruhigenden, gesunden und schützenden Energie erfüllen und umgeben, die es uns erleichtert, wir selbst zu sein.

Hier einige Beispiele dafür, wie sich die angstvollen Gedanken und Konzepte, die viele im Kopf haben, umwandeln lassen:

✧ »Man kann heutzutage niemandem mehr trauen.«
Alternative: »Ich fühle mich sicher, und es fällt mir leicht, anderen Menschen zu vertrauen.«

✧ »Ich habe Angst davor, mich lächerlich zu machen.«
Alternative: »Ich fühle mich sicher, wenn ich ich selbst bin.«

✧ »Wir leben in einer gefährlichen Welt.« Oder: »Diese Zeiten sind gefährlich.«
Alternative: »Ich bin sicher auf dieser Welt.«

✧ »Man ist auf der Straße nicht mehr sicher.«
Alternative: »Ich bin immer sicher, wo ich auch langgehe.«

✧ »Ich werde mitten im Examen ein Blackout haben und alles vergessen, was ich gelernt habe.«
Alternative: »Ich vertraue darauf, daß ich mein Bestes tun werde.«

✧ »Was, wenn ich einen Fehler mache?«
Alternative: »Es ist in Ordnung, Fehler zu machen.«

✧ »Es ist entsetzlich!« und »Was für ein Alptraum!«
Alternativen: »Es ist eine Herausforderung, aber ich weiß, daß ich in Sicherheit bin« und »Was für eine Gelegenheit!«

Sollten wir allerdings erkennen, daß wir uns tatsächlich in einer physisch bedrohlichen Situation befinden, dann müssen wir natürlich verantwortlich handeln, um uns so schnell wie möglich aus der gefährlichen Lage zu bringen. Der Glaube an Sicherheit funktioniert auf zwei Ebenen: Zum einen ziehen wir dadurch mehr Sicherheit an, und zum anderen können wir klarer erkennen, was sicher ist und was nicht, und unsere Fähigkeit trainieren, mit potentiell bedrohlichen Situationen umzugehen.

Es besteht beispielsweise ein erheblicher Unterschied zwischen der Situation, zu einem Vorstellungsgespräch zu gehen, und der, einer gewalttätigen Person ausgesetzt zu sein. Wenn man jedoch unsere Gedanken und Überzeugungen dazu unter die Lupe nimmt, könnte man manchmal meinen, dem sei nicht so. Durch unsere Angst können sich selbst die harmlosesten Angelegenheiten in unserer Phantasie zu lebensbedrohlichen Situationen auswachsen, und unser Körper reagiert oft so darauf, daß unser Immunsystem geschwächt wird und wir kränkeln. Wenn wir positive, gesunde Überzeugungen entwickeln, können wir uns von negativer Energie, die Angst in sich birgt, freimachen und uns in allen Situationen so sicher wie möglich fühlen.

Negative und beschränkende Erwartungen umwandeln

Anstelle einer negativen selbsterfüllenden Prophezeiung brauchen wir eine positive, bei der wir eine Erwartung schüren, daß wir in unserem Leben eine Fülle von positiven, gesunden, liebevollen Erfahrungen machen. Es ist wichtig für uns, daß wir uns als Herr unseres Schicksals sehen. Das bedeutet nicht unbedingt, daß wir jeden Aspekt unseres Lebens kontrollieren müssen, sondern uns positiv gegenüber Beziehungen, Situationen und Ereignissen verhalten, die gut für unsere Gesundheit sind und Glück bringen.

Hier einige Beispiele dafür, wie sich negative oder beschränkende Erwartungen in positive umwandeln lassen:

✧ »Es hat ja eh keinen Zweck, es würde nie funktionieren.«
Alternative: »Alles, was ich tue, wird ein Erfolg.«

- »Ich werde nur enttäuscht sein.«
  Alternative: »Das Leben erfreut und befriedigt mich weiterhin.«
- »Ich werde noch krank, wenn ich so weitermache.«
  Alternative: »Ich bin immer ganz gesund.«
- »Sie werden froh sein, wenn sie mich los sind.«
  Alternative: »Ich werde überall geliebt und anerkannt.«
- »Es wird nur noch schlimmer werden.«
  Alternative: »Mein Leben wird immer besser und besser.«
- »Ich werde nie auf einen grünen Zweig kommen.«
  Alternative: »Es fällt mir leicht, Geld zu verdienen.«
- »Dabei wird nie etwas Gutes herauskommen.«
  Alternative: »Dabei wird nur Gutes herauskommen.«
- »Zuviel des Guten hat schon immer geschadet.«
  Alternative: »Es fällt mir leicht, eine Fülle von guten Dingen zu bekommen.«
- »Ich gehe immer einen Schritt vor und zwei zurück.«
  Alternative: »Ich tue immer weitere Schritte, um bessere und bessere Erfahrungen zu machen.«
- »Ich muß das Beste aus einer schlechten Arbeit machen.«
  Alternative: »Durch meine Kreativität schaffe ich immer die besten Dinge im Leben.«
- »Es wird mit Tränen enden.«
  Alternative: »Ich vertraue darauf, daß mein Leben voller Freude und Erfüllung ist.«

Unser positives Potential fördern

Positive Redewendungen oder Aussagen, die dazu dienen, unseren Geist umzuschulen, werden als Affirmationen bezeichnet. Viele der oben aufgeführten Beispiele würden als Affirmationen gut funktionieren. Sie müssen nicht immer speziell auf bestimmte negative Gedanken abgestimmt sein, die wir bei uns wahrgenommen haben, um gut zu wirken. Sie müssen nur unseren Bedürfnissen und Wünschen entsprechen.

Wir können Affirmationen verwenden, um gesund zu werden und zu bleiben. Hier einige Beispiele für gesunde Affirmationen, die uns allen nutzen können:

✧ Ich bin immer gesund und im Gleichgewicht.
✧ Mein Leben ist voller gesunder, liebevoller Erfahrungen.
✧ Mein Körper wird jeden Tag gesünder.

Der Schlüssel zum Einsatz von Affirmationen ist die Konzentration auf unser positives Potential. Es ist wichtig, daß wir uns unserer Bedürfnisse und Wünsche bewußt werden und positive Aussagen wählen, die uns helfen, dieses Potential auszuschöpfen. Wenn wir krank sind und wieder gesund werden wollen, sind Affirmationen geeignet, die auf unsere Gesundheit abzielen. Wenn wir uns emotionales Gleichgewicht, finanziellen Erfolg, gute zwischenmenschliche Beziehungen oder spirituelles Wachstum wünschen, brauchen wir geeignete Affirmationen, die uns helfen, dies zu erreichen.

Übung: Eine Vision von Gesundheit entwickeln

Nehmen Sie sich etwas Zeit, um über Ihre persönliche Vision von Gesundheit nachzudenken. In welchem körperlichen, geistigen und emotionalen Zustand befinden Sie sich zur Zeit? Was würden Sie gerne verändern oder verbessern? Wenn Sie gesund sind, brauchen Sie möglicherweise eine Vision, wie Sie Ihre Gesundheit erhalten können. Wenn Sie krank sind, ist eine Vision von Genesung und der Wiedererlangung der vollen Gesundheit das Richtige für Sie.

Wenn Sie sich in einem andauernden Zustand befinden, der mit Unwohlsein, Schmerzen, Einengung und Kummer einhergeht, brauchen Sie möglicherweise eine Vision, wie Sie Ihre Symptome erfolgreich in den Griff bekommen, Schmerzen vermindern und mehr Lebensqualität schaffen können. Auch bei einer potentiell lebensbedrohlichen Krankheit kann es Ihnen helfen, eine Vision zur Wiedererlangung von Gesundheit zu entwickeln und Affirmationen für Gesundheit, Demut und Seelenfrieden zu formulieren. Nehmen Sie Stift und Papier zur Hand, und beantworten Sie die folgenden Fragen so gründlich und präzise wie möglich:

- ✧ Wie ist Ihr derzeitiger körperlicher Gesundheitszustand? Führen Sie alle typischen Symptome auf und alles, was Sie über Ihren Zustand wissen.
- ✧ Was würden Sie an Ihrem körperlichen Gesundheitszustand gerne verbessern? Drücken Sie sich präzise aus – wenn Sie Schmerzen loswerden wollen, dann schreiben Sie es auf; wenn Sie ziemlich gesund sind und gesund bleiben wollen, dann schreiben Sie es auf.
- ✧ Wie ist es zur Zeit um Ihren seelischen Zustand bestellt? Wie fühlen Sie sich in Ihrem Inneren? Fühlen Sie sich wohl mit Ihren Gefühlen? Können Sie Ihre Emotionen sicher und deutlich vor anderen ausdrücken?
- ✧ Was würden Sie an Ihrer psychischen Situation gerne verbessern? Würden Sie gerne anders fühlen? Würden Sie gerne glücklicher sein? Ist es wichtig für Sie, Ihre Gefühle wahrzunehmen, auszudrücken oder ins Gleichgewicht zu bringen?
- ✧ Wie steht es momentan um Ihre geistig-seelische Gesundheit? Sind Sie seelisch ausgeglichen und klar im Kopf? Könnten Sie positiver denken? Sind Sie manchmal verwirrt? Ist es wichtig für Sie, zu lernen, Ihre Gedanken von Zeit zu Zeit abzuschalten, damit Sie sich entspannen können? Haben Sie viele Ängste und Selbstzweifel?
- ✧ Was würden Sie an Ihrem geistig-seelischen Gesundheitszustand gerne verbessern? Würden Sie gerne klarer denken können? Würden Sie gerne Ihren inneren Seelenfrieden erlangen?

Lassen Sie jeweils etwas Platz für weitere Ideen und Gedanken, die Sie vielleicht später haben. Wenn Sie sich auf den Weg zur Selbstheilung begeben, hilft es, wenn Sie sich über die Richtung im klaren sind, auch wenn Sie noch nicht wissen, wie Sie dorthin kommen. Anhand dieser Ideen können Sie einige starke, positive Affirmationen entwickeln, die auf Ihre persönlichen Bedürfnisse abgestimmt sind.

Wie sich Affirmationen formulieren lassen

Damit die Affirmationen, die Sie selbst formulieren, wirken können, sollten Sie einige grundsätzliche Richtlinien beachten:

- Es ist wichtig, Affirmationen im Präsens zu formulieren, zum Beispiel *»Ich entwickle jetzt …«* oder *»Ich bin immer …«*. Wenn Sie eine Affirmation so formulieren, als sei sie bereits wahr, kann Ihr Geist leichter die Anpassungen vornehmen, die Veränderungen in Ihrem Leben nach sich ziehen. Wenn Sie eine Affirmation dagegen im Futur formulieren, zum Beispiel, daß etwas passieren *wird*, dann projizieren Sie sie in die Zukunft, und da wird sie auch bleiben, auf Dauer nicht greifbar. *»In drei Wochen werde ich …«* bleibt immer drei Wochen entfernt.
- Affirmationen haben oft ihre beste Wirkung, wenn sie relativ kurz und leicht zu merken sind. Auf diese Weise können Sie sie häufig wiederholen. Wie bereits erwähnt, ist Wiederholung der Schlüssel zum Umschulen des Geistes!
- In den meisten Fällen ist es wichtig, daß Affirmationen auf das gewünschte Ergebnis ausgerichtet sind und nicht auf die Situationen oder Zustände, von denen Sie sich lösen wollen. *»Ich bin gesund und entspannt«* ist zum Beispiel eine viel effektivere Affirmation als *»Ich bin nie krank oder angespannt«*. Die letztere richtet Ihre Aufmerksamkeit weiterhin auf das Negative, so daß Sie damit darauf hinarbeiten, daß es in Ihrem Leben immer noch zur Realität wird.
- Ihre negativen oder beschränkenden Gedanken sind das Ausgangsmaterial für positive Aussagen. Jeder negative Gedanke birgt die Grundlage für positive Veränderungen und Weiterentwicklung in sich. *»Ich werde meine Rückenschmerzen nie los-*

werden« kann zum Beispiel zu *»Mein Rücken ist beweglich, gesund und wohl«* werden.

Übung: Eigene Affirmationen formulieren
Formulieren Sie mit Hilfe der Liste Ihrer momentanen gesundheitlichen Bedürfnisse und Ihrer Vision von den zukünftigen Verbesserungen Ihres Gesundheitszustands einige positive Gedanken, die Sie dabei unterstützen. Im folgenden finden Sie einige Beispiele:

Probleme	**Vision**
Rückenschmerzen, schlechte Haltung, Verspannungen im Lendenwirbelsäulenbereich und in den Schultern.	Schmerzfreiheit und körperliches Wohlbefinden, eine gute Haltung und keine Verspannungen im Rücken.

Affirmationen:
✧ Mein Rücken ist immer gesund.
✧ Meine Haltung verbessert sich ständig.
✧ Mein Rücken ist immer beweglich und stark.
✧ Ich bin immer entspannt und gut beieinander.
✧ Mein Rücken bewegt sich leicht und mühelos.
✧ Meine Schultern sind immer entspannt.
✧ Meine Lendenwirbelsäule ist gesund und beweglich.
✧ Ich fülle meinen Rücken mit Liebe und Heilung.

Wie Sie sehen, entsprechen diese Affirmationen den dargelegten Regeln. Sie sind kurz, im Präsens gehalten und statt auf die Probleme, die gelöst werden sollen, auf das derzeitig gewünschte Ergebnis ausgerichtet. Anstatt uns zu versichern, daß wir keine Rückenschmerzen haben, konzentrieren wir uns auf Wohlbefinden, Entspannung, Beweglichkeit und Leichtigkeit.

Probleme	Vision
Brustkrebs, Erschöpfungszustände, Kummer, Angst vor der Krebsbehandlung.	Volle körperliche und emotionale Gesundheit, vollständige Heilung der Krebserkrankung, Seelenfrieden, neue Energie, das Gefühl von Lebendigkeit, eine gute Behandlung.

Affirmationen:

- ✧ Die Zellen meines Körpers sind immer gesund.
- ✧ Meine Brüste sind gesund und ganz.
- ✧ Ich fülle meine Brüste mit heilender Energie.
- ✧ Mein Körper birgt wieder Gesundheit und Vitalität.
- ✧ Meine Energie regeneriert und erneuert sich.
- ✧ Ich bin körperlich und seelisch gesund.
- ✧ Ich fühle mich sicher, am Leben zu sein.
- ✧ Ich werde immer mit der größten Sorgfalt und Liebe behandelt.
- ✧ Ich unterziehe mich den besten Therapien.
- ✧ Meine Heilung vollzieht sich problemlos und sicher.
- ✧ Ich bin in einem friedvollen Zustand.

Es lassen sich noch viele weitere Affirmationen für diese Bedürfnisse und für die Heilungsvision entwickeln. Vielleicht fallen Ihnen einige ein. Es ist dabei nur wichtig, daß Sie die Regeln beachten und die Affirmationen auf Ihre individuellen Bedürfnisse ausrichten.

Probleme	Vision
Depression, Lethargie, keine Motivation, Ziellosigkeit, Angst vor Entscheidungen.	Freude, Motivation und Lebendigkeit, ein klares Ziel vor Augen und die Fähigkeit, die richtigen Entscheidungen zu treffen.

Affirmationen:

- ✧ Ich bin mir meiner Gefühle sicher.
- ✧ Ich erfülle mir meine Herzenswünsche.
- ✧ Ich fühle mich sicher, und es fällt mir leicht, Entscheidungen zu treffen.
- ✧ Ich kann mich leicht orientieren.
- ✧ Mein Ziel ist mir immer klar vor Augen.
- ✧ Ich vertraue darauf, daß ich die richtigen Entscheidungen treffe.
- ✧ Ich bin immer motiviert und inspiriert.
- ✧ Mein Leben ist von Freude erfüllt.
- ✧ Meine Gefühle sind lebendig und freudig.

Depression wird oft als Teilnahmslosigkeit oder die Unfähigkeit, etwas zu fühlen, beschrieben. Wir unterdrücken, verneinen, verdrängen oder schlucken Gefühle hinunter, weil wir denken, wir hätten nicht das Recht, sie zu haben oder sie auszudrücken. Es überrascht nicht, daß wir unsere Motivation verlieren können, wenn wir Gefühle von Wut, Freude oder Traurigkeit haben, die wir nicht ausdrücken können oder nicht wissen, wie wir sie richtig ausdrücken können. Bei Depressionen können folgende Affirmationen helfen:

- ✧ Ich bin sicher mit meiner Wut.
- ✧ Ich bin sicher mit meiner Traurigkeit.
- ✧ Ich bin sicher mit meiner Freude.
- ✧ Ich drücke alle meine Gefühle sicher und effektiv aus.

Probleme	**Vision**
Magenkrämpfe, Verstopfung, in Streßzeiten unklarer Kopf.	Gesunder, beruhigter Magen, gute Verdauung und klares Denken.

Affirmationen:

- ✧ Mein Magen ist gesund und wohl.

- ✧ Ich verdaue leicht und effizient.
- ✧ Ich finde leicht die richtige Ernährung.
- ✧ Ich unterziehe mich geeigneten Behandlungen und Therapien.
- ✧ Ich bin immer entspannt.
- ✧ Ich kann klar denken.
- ✧ Mein Geist ist immer positiv und klar.
- ✧ Ich fülle meinen Magen mit einem heilenden Licht.

Wenn Sie Ihre eigene Liste mit Affirmationen erstellt haben, sollten Sie noch einmal prüfen, ob sie auf Ihre Bedürfnisse und Ihre Vision von Gesundheit abgestimmt sind und den Regeln entsprechen. Wählen Sie zunächst drei oder vier der stärksten Affirmationen aus, und lesen Sie sie ein paarmal, um sich mit ihnen vertraut zu machen. Sie können natürlich alle positiven Gedanken, die Sie formuliert haben, nutzen und davon profitieren. Es hilft jedoch, nur ein paar zu wählen, an die Sie sich überall, wo Sie sind, erinnern können. Befassen wir uns nun mit den Einsatzmöglichkeiten von Affirmationen. Ich möchte Ihnen aufzeigen, auf welche Weise Sie Affirmationen verwenden können, um Ihre Gedanken und Erfahrungen zu ändern.

Wie Sie Affirmationen verwenden können

- ✧ Affirmationen können handgeschrieben, getippt, laut gesprochen, gesungen, deklamiert, vor dem Spiegel ausgesprochen und im Geiste immer wieder wiederholt werden. Viele Menschen stellen fest, daß es ihnen hilft, wenn sie ihre affirmativen Gedanken überall zu Hause verteilen, sie zum Beispiel in leuchtenden Farben aufschreiben und die beschriebenen Zettel am Badezimmerspiegel, am Kühlschrank, an Türen oder an anderen Stellen befestigen, wo sie immer sichtbar sind. Ihrer Kreativität sind hierbei keine Grenzen gesetzt. Finden Sie die Möglichkeiten, die für Sie am besten sind.

- Affirmationen lassen sich ausgezeichnet in Verbindung mit Meditation oder körperlicher Bewegung verwenden. Wenn Sie eine oder zwei Affirmationen wählen und sie im Rhythmus Ihres Atems oder synchron mit einer bestimmten Bewegung im Geiste wiederholen, können sie Ihnen zur zweiten Natur werden. Sogar beim Spazierengehen oder Wandern können Sie Affirmationen im Geiste wiederholen, und zwar bei jedem Schritt, den Sie tun.
- Affirmationen lassen sich leicht auf Band aufnehmen. Sie können sie dann abhören, während Sie meditieren, sich entspannen, ein Bad nehmen, Arbeiten im Haushalt erledigen, zur Arbeit fahren oder irgend etwas anderes tun. Sie könnten sich Ihre positiven Gedanken von einer Freundin, einem Freund oder jemandem aus Ihrer Familie auf Band sprechen lassen. Bitten Sie die Person, von Zeit zu Zeit Ihren Namen hinzuzufügen, damit die Affirmationen eine persönliche Note bekommen. Noch wirksamer ist eine Tonbandaufnahme mit von Ihnen selbst gesprochenen Affirmationen. Auch hierbei sollten Sie Ihren Namen zu einigen positiven Aussagen hinzufügen, zum Beispiel *»Ich, David, bin immer gesund und glücklich«* oder *»Janine, du bist immer sicher und beschützt«*. Sie können sich auch nach und nach eine Sammlung von verschiedenen Aufnahmen zusammenstellen, die Sie abwechselnd verwenden.
- Es ist zwar großartig, wenn Sie jeden Tag oder alle paar Tage eine spezielle Zeit reservieren, um sich auf Ihre Affirmationen zu konzentrieren, aber Sie müssen dafür nicht weitere Termine in Ihren übervollen Terminkalender eintragen. Vielleicht die beste Art, Affirmationen zu verwenden, ist, sie zum wesentlichen Bestandteil des Lebens zu machen. Sie könnten sich Ihre Affirmationen auf dem Weg zur oder von der Arbeit, während Sie das Abendessen zubereiten, bei der Hausarbeit oder bei der Morgentoilette vorsagen. Vielleicht die besten Zeiten für Affirmationen sind die letzten Minuten vor dem

Schlafengehen und die ersten Minuten nach dem Aufstehen. Dies sind die Zeiten, in denen Ihr Geist sehr aufnahmefähig ist, so daß Sie die Nachtruhe oder die Stimmung des vor Ihnen liegenden Tages beeinflussen können. Wenn Sie Ihre Affirmationen eine Weile auf diese Weise verwendet haben, wachen Sie dann vielleicht schon mit den positiven Gedanken im Kopf auf, die sich ganz von allein wiederholen und Ihren Tag mit Licht und Klarheit einläuten.

✧ Zu den besten Affirmationen gehören jene, die im Gegensatz zu Ihren derzeitigen Überzeugungen stehen oder sich von dem, was gerade real und wahr für Sie ist, stark unterscheiden. Wenn Sie krank sind, mag es Ihnen zum Beispiel seltsam erscheinen, sich zu sagen: *»Ich erfreue mich immer bester Gesundheit.«* Gerade diese Affirmation zählt dann jedoch zu den am besten geeigneten positiven Aussagen. Natürlich ist es wichtig für Sie, die Vorgänge in Ihrem Körper ernstzunehmen und Entscheidungen über Behandlungen zu treffen. Doch während Sie dies tun, unterstützt die Gesundheitsaffirmation den Heilungsprozeß und die Wirkung der Behandlungen, für die Sie sich entschieden haben.

✧ Seien Sie geduldig mit sich. Ihre neuen, positiven Gedanken können Ihnen zunächst seltsam erscheinen und sogar falsch oder gekünstelt wirken, weil sie neue Denkmuster schaffen, die den negativen oder beschränkenden Gedanken, die Ihnen vertraut sind, vollkommen widersprechen. Wenn Sie ein neues, positives Territorium betreten, kann sich das falsch anfühlen oder Sie sogar ängstigen.

✧ Vergessen Sie nicht: Der Schlüssel zum Umschulen des Geistes ist Wiederholung. Je öfter Sie Affirmationen verwenden, desto besser wirken sie. Es ist gut, einige Lieblingsaffirmationen zu haben, die Sie sich vorsagen können, wo auch immer Sie sind, während Sie gleichzeitig neue Affirmationen entwickeln, die auf ein bestimmtes Bedürfnis ausgerichtet sind. Sie können nie zu viele positive Gedanken haben, aber wenn

Sie damit beginnen, Ihren Geist daran zu gewöhnen, ist es vielleicht besser, nur ein paar zu verwenden, die Sie sich immer merken und verwenden können, als eine endlose Liste von Affirmationen zu erstellen, die Ihnen doch nicht im Gedächtnis bleibt.

✧ Affirmationen sind dazu da, Spaß zu machen. Spielen Sie mit ihnen, experimentieren Sie mit ihnen, und finden Sie Möglichkeiten, diese zu verwenden, die unterhaltend für Sie sind.

Fahren Sie damit fort, Ihre Bedürfnisse zu erforschen, erweitern Sie Ihre Heilungsvision, und verwenden Sie dafür geeignete Affirmationen. Die Umschulung des Geistes ist ein fortwährender und übergreifender Prozeß. Es ist immer gut, sich die Dinge zu bestätigen, die man sich wünscht.

-K-U-N-D-E-N-B-E-L-E-G-

Schuhhaus Seibel
Reichenbachstr. 8
80469 Muenchen
+49892607237

Terminal-ID 54315731
TA-Nr 010594 BNr 1513

Kartenzahlung
girocard

EUR 39,90

PAN ################1217
Karte 0 gültig bis 12/16
EMV-AID
A0000003591010028001
VU-Nr 5509800001
AIDPara 0100000002
Genehmigungs-Nr 022964
Datum 24.04.13 10:14 Uhr

Zahlung erfolgt

BITTE BELEG AUFBEWAHREN

das oben/umseitig genannte Unternehmen sowie die TeleCash GmbH & Co. KG (TeleCash), den heute fälligen, o.g./umseitigen Betrag von meinem Konto per Lastschrift einzuziehen.

Ich weise mein Kreditinstitut unwiderruflich an, bei Nichteinlösung der Lastschrift dem Unternehmen (und/oder TeleCash) auf Anforderung meinen Namen und meine Anschrift zur Geltendmachung der Forderung mitzuteilen.

____

Unterschrift

Datenschutzrechtliche Information

Meine Zahlungsdaten (Kontonummer, BLZ, Kartenverfallsdatum, Kartenfolgenummer, Datum, Uhrzeit, Zahlungsbetrag, Terminalkennung) werden zur Kartenprüfung und Zahlungsabwicklung an TeleCash übermittelt.

An TeleCash wird ferner übermittelt, wenn eine Lastschrift nicht eingelöst oder von mir widerrufen wurde (Rücklastschrift) (Näheres siehe Aushang), außer wenn ich im Zusammenhang mit dem Widerruf erklärtermaßen Rechte aus dem zugrundeliegenden Geschäft (z.B. wegen eines Sachmangels bei einem Kauf) geltend gemacht habe.

Zudem werden die Zahlungsdaten **zur Verhinderung von Kartenmissbrauch** und gemeinsam mit den Rücklastschriftdaten **zur Begrenzung des Risikos von Zahlungsausfällen** gespeichert und genutzt. TeleCash erteilt insoweit auch an andere Händler, die an ihrem System angeschlossen sind, Empfehlungen, ob eine Zahlung mit EC-Karte und Unterschrift akzeptiert werden kann.

Die o.g. Daten können bei Bedarf zur Störungsbehebung auch von Konzernunternehmen von TeleCash und ihren Auftragnehmern außerhalb der EU unter Beachtung der Datenschutzbestimmungen verarbeitet werden.

Ich ermächtige

das oben/umseitig genannte Unternehmen sowie die TeleCash GmbH & Co. KG (TeleCash), den heute fälligen, o.g./umseitigen Betrag von meinem Konto per Lastschrift einzuziehen.

Ich weise mein Kreditinstitut unwiderruflich an, bei Nichteinlösung der Lastschrift dem Unternehmen (und/oder TeleCash) auf Anforderung meinen Namen und meine Anschrift zur Geltendmachung der Forderung mitzuteilen.

____

Unterschrift

Datenschutzrechtliche Information

Meine Zahlungsdaten (Kontonummer, BLZ, Kartenverfallsdatum, Kartenfolgenummer, Datum, Uhrzeit, Zahlungsbetrag, Terminalkennung) werden zur Kartenprüfung und Zahlungsabwicklung an TeleCash übermittelt.

An TeleCash wird ferner übermittelt, wenn eine Lastschrift nicht eingelöst oder von mir widerrufen wurde (Rücklastschrift) (Näheres siehe Aushang), außer wenn ich im Zusammenhang mit dem Widerruf erklärtermaßen Rechte aus dem zugrundeliegenden Geschäft (z.B. wegen eines Sachmangels bei einem Kauf) geltend gemacht habe.

Zudem werden die Zahlungsdaten **zur Verhinderung von Kartenmissbrauch** und gemeinsam mit den Rücklastschriftdaten **zur Begrenzung des Risikos von Zahlungsausfällen** gespeichert und genutzt. TeleCash erteilt insoweit auch an andere Händler, die an geschehen. Das Bemerkenswerte dabei ist, daß er sich tatsächlich oft regeneriert und eine unglaubliche Anstrengung unternimmt, sich an die Wirkungen dieser giftigen Substanzen anzupassen und sie auszuscheiden. Je mehr wir unseren Körper jedoch auf diese Weise mißbrauchen, desto weniger ist er in der Lage, sich zu regenerieren, bis es schließlich dazu kommt, daß verschiedene Funktionen ernsthaft geschädigt werden oder vollkommen ausfallen. Dazu gibt es aber auch eine gute Nachricht: Unser Körper beginnt, sich zu reinigen und zu regenerieren, sobald wir aufhören, uns mit Drogen vollzustopfen oder ihren Gebrauch erheblich einschränken.

Wir geißeln unseren Körper mit Essen. Wir essen zuviel oder zu wenig. Wir essen zu ungewöhnlichen Tageszeiten oder zu unregelmäßig. Wir essen zuviel Junk food, zu wenig frische Nahrungsmittel oder zu viele Lebensmittel, die unser Körper nicht verträgt oder auf die er allergisch ist. Ich glaube nicht, daß es eine ideale Ernährung gibt, die für alle geeignet ist. Wir sind einzigartig, und unser Körper hat seine eigenen Bedürfnisse und seinen Rhythmus. Die Nahrungsmittel, die der eine Körper gut verträgt, kann für den anderen Körper das pure Gift sein. Noch dazu hat unser Körper in unterschiedlichen Lebensphasen unterschiedliche Bedürfnisse. Es tut uns gut, wenn wir auf diese sich wandelnden Bedürfnisse hören, die Wirkung, die Nahrungsmittel auf uns haben, wahrnehmen, uns für die Nahrungsmittel entscheiden, die unser Körper will, und unsere Gewohnheiten und unseren Lebensstil entsprechend anpassen.

Als Faustregel gilt: Es ist wahrscheinlicher, daß wir gesund bleiben, wenn wir regelmäßig essen, Vollwertkost anstatt Junk food und frische anstatt verarbeitete, konservierte oder tiefgekühlte Nahrungsmittel essen, wenn wir viel Gemüse und Obst und rohe und gekochte Nahrungsmittel im ausgeglichenen Verhältnis essen und nicht zuviel Käse, rotes Fleisch und Zucker zu uns nehmen. Sogar die Art und Weise, in der wir über das, was wir essen, denken, kann sich auf unseren Körper auswirken.

Wenn wir über unser Essen positiv denken, bevor wir es zum Munde führen, kann unser Körper auf gesündere Weise darauf reagieren. Dennoch sind selbst diese allgemeinen Prinzipien einer gesunden Ernährung nicht immer anwendbar. Jedem ist es selbst überlassen, herauszufinden, was ihm guttut.

Wir bewegen uns nicht genug, oder wir treiben auf die falsche Weise Sport, wobei wir unseren Körper bis an seine Leistungsgrenzen belasten. Es ist genauso ungesund, ein Bewegungsmuffel zu sein, wie an die Grenzen der körperlichen Belastbarkeit zu gehen. Es funktioniert häufig am besten, verschiedene Bewegungs- und Sportarten zu kombinieren – sanfte, auf Kraft und Ausdauer ausgerichtete, gemütliche und weniger anstrengende, die nur Spaß machen. Gehen (Walking) eignet sich ausgezeichnet; fernöstliche Übungen wie Yoga oder Tai Chi sind unübertrefflich, wenn sie richtig gelehrt werden; Schwimmen verbessert den Muskeltonus und die Lungenkapazität; Aerobic und Fitneßtraining an Geräten wirkt sich positiv auf unseren Körper aus, sofern das Training unter vernünftiger Anleitung erfolgt und nicht extrem betrieben wird. Wie bei der Ernährung ist es auch hier wichtig, daß Sie experimentieren und herausfinden, was Ihrem Körper guttut.

Stimmt etwas mit unserem Körper nicht, dann bin ich der Ansicht, daß wir schulmedizinische wie auch alternative Behandlungsmethoden nutzen sollten, sofern sie unseren Bedürfnissen gerecht werden. Ich habe aber auch beobachtet, daß viele Menschen die Tendenz haben, nach einer schnellen Lösung zu suchen, anstatt ihrem Körper das zu geben, was er wirklich braucht. Wir nehmen so oft eine Tablette, um nicht schlapp zu machen, und dabei überhören wir den Hilfeschrei unseres Körpers, der uns sagen will, daß er Ruhe und Entspannung braucht. Oder wir nehmen Medikamente, um die Krankheitssymptome zu lindern, anstatt der Ursache unserer Erkrankung auf den Grund zu gehen.

Einige der Medikamente, die wir verwenden, können unser

Immunsystem tatsächlich daran hindern, mit der inneren Unausgewogenheit oder der Infektion selbst fertig zu werden. Zudem haben Medikamente oft Nebenwirkungen, die unser Körper zusätzlich verkraften muß. Ich sage nicht, daß die Anwendung von Medikamenten, richtig angewandt, grundsätzlich falsch ist – dank des medizinischen Fortschritts ist es heute möglich, Krankheiten zu heilen, die noch vor 50 Jahren als unheilbar galten – aber es ist wichtig, daß wir Medikamente mit Bedacht einsetzen und unseren Körper beispielsweise nicht gleich bei jedem Wehwehchen mit Antibiotika bombardieren.

Wie oft klagen Sie über Ihren Körper, verabscheuen oder vernachlässigen ihn? Wie oft suchen Sie nach einer schnellen Lösung, wenn Ihr Körper nach Ihrer Aufmerksamkeit und Pflege verlangt, damit er heilen kann? So wie wir den natürlichen Selbstheilungskräften unseres Körpers im Weg stehen, so können wir auch das Gegenteil tun und eine positive, unterstützende Rolle einnehmen, die es der Intelligenz unseres Körpers erlaubt, zu Wort zu kommen. Es hilft nicht, wenn wir Schuldgefühle darüber haben, was wir unserem Körper mit unseren schädlichen Verhaltensmustern angetan haben. Wichtig ist, daß wir uns gut fühlen, unabhängig davon, was wir in der Vergangenheit getan haben, und einige neue, positive Entscheidungen darüber treffen, wie wir unseren Körper von jetzt an behandeln.

Unseren Körper lieben lernen

Der beste Ansatzpunkt dafür, unsere Gewohnheiten zu ändern, ist zu lernen, anders über unseren Körper zu denken. Wenn wir über unseren Körper liebevoll denken und sprechen, kann er viel eher mit Gesundheit und innerer Ausgewogenheit darauf reagieren. Anstatt immer weiter darüber zu jammern, daß wir zu dick oder zu dünn, zu groß oder zu klein sind, zu dicke Oberschenkel haben oder unsere Körperproportionen nicht stimmen, können wir die daraus entstehende negative Energie in positive Energie umwandeln, die uns hilft, gesund zu bleiben. Anstatt ständig über die Mängel Ihres Körpers zu reden oder nachzudenken, können Sie Ihre Aufmerksamkeit auf die vielen Stärken Ihres Körpers richten und die damit verbundene Energie freisetzen.

Das, auf das wir unsere Aufmerksamkeit richten, gedeiht. Wenn wir ständig über unseren Körper denken, er sei unzuverlässig, häßlich, abstoßend und unzulänglich, dann tragen wir erheblich zur inneren Disharmonie und zum körperlichen Verfall bei. Wenn wir uns dagegen zugestehen, daß wir uns körperliche Veränderungen wünschen, unseren Körper aber derweil so lieben und akzeptieren, wie er jetzt ist, seine vielen positiven Eigenschaften hervorheben und unser Bestes tun, daß es ihm gutgeht, tragen wir erheblich zu Gesundheit, Wohlbefinden und Schönheit bei.

Ich glaube nicht, daß wir dazu geschaffen sind, alle eine einheitliche Größe, eine einheitliche Körperform, ein einheitliches Körpergewicht und die gleichen körperlichen Fähigkeiten und Stärken zu haben. Unsere Körper sind dazu geschaffen, unterschiedlich zu sein – ein jeder von uns ist einzigartig. Wir haben jedoch eins gemeinsam: Wenn wir lernen, unseren Körper zu lieben und für ihn zu sorgen, können wir seine Fähigkeit stärken, gut zu funktionieren. Einige Menschen sind von Natur aus dicker als andere, einige werden mit Behinderungen geboren, die sie lebenslang haben werden. Die Art und Weise, in der wir über unsere angeborenen körperlichen Eigenheiten denken und sie behandeln, birgt jedoch eine Wandlungskraft in sich. Wir können unseren Körper dabei unterstützen, sich auf sein ideales, gesundes Gewicht (Wohlfühlgewicht) einzupendeln, beweglicher zu werden, gesund und schmerzfrei zu bleiben und uns viel Vergnügen zu bereiten.

Christines Geschichte

Christine nahm an einigen meiner Kurse zur Selbstheilung und persönlichen Entfaltung teil. Sie war eine sehr schöne Frau mit langem, glänzenden Haar, einem schön geschnittenen, freundlichen Gesicht und einem strahlenden Lächeln. Obwohl sie etwa 25 Kilo Übergewicht hatte, bewegte sie sich wundervoll und machte nicht den Eindruck, daß sie sich in ihrem Körper nicht wohl fühlte.

In den Kursen legten mein Partner Justin Carson und ich besonderen Wert darauf, den Kursteilnehmern nahezubringen, sich selbst zu lieben, und forderten sie auf, Affirmationen, Visualisierungen und andere praktische Techniken anzuwenden, um die wichtigste Beziehung zu stärken, die jeder Mensch hat – die liebevolle Beziehung zu seinem Selbst. Christine konnte sich gut mit diesen Konzepten anfreunden.

Christine war ein gleichmütiger Mensch. Sie strahlte eine Ruhe aus, die andere Menschen an ihr mochten und auf die sie reagierten. So wie viele von uns über sich denken, nehme ich an, daß sie sich ihrer Schönheit und faszinierenden Ausstrahlung nicht bewußt war, aber sie wollte lernen, liebevoller über sich zu denken. Im Laufe der Kurse wurde sie strahlender, als sie die positiven Botschaften, die sie an sich selbst aussandte, in sich aufnahm.

Nachdem Christine ihre Kurse bei uns absolviert hatte, sah ich sie zwei Jahre lang nicht. Dann rief sie mich eines Tages plötzlich an, um einen Termin für eine Heilungs- und Beratungssitzung bei mir zu vereinbaren. Sie sagte, sie habe viele wundervolle Veränderungen in ihrem Leben vorgenommen, und jetzt würde sie gerne ein Aufbaugespräch mit mir führen, um sich über ihre nächsten Entwicklungsschritte klar zu werden. Als sie in der Tür stand, war ich überwältigt. Sie war immer noch so schön, wie ich sie in Erinnerung hatte, aber jetzt war sie noch strahlender und hatte fast 25 Kilo abgenommen.

Während der Sitzung erzählte Christine mir, was geschehen war. Sie hatte sich nicht besonders angestrengt, abzunehmen, etwa Diät gehalten oder an einem Gewichtsreduktionsprogramm teilgenommen. Statt dessen hatte sie weiterhin Affirmationen verwendet, um sich ihre Liebe zu sich selbst und zu ihrem Körper zu bestätigen, und langsam ihr Selbstvertrauen aufgebaut. Je mehr sie sich selbst so, wie sie war, lieben und akzeptieren konnte, desto glücklicher wurde sie, und ihr Übergewicht reduzierte sich nach und nach ganz von selbst. Sie stellte fest, daß ihre Eßgewohnheiten sich verändert hatten, aber ohne daß sie sich bewußt etwas, das sie gerne essen wollte, versagte. Es gab einfach nur einige Nahrungsmittel, nach denen ihr nicht mehr so viel verlangte wie zuvor, und es war einfacher für sie, auf die Bedürfnisse ihres Körpers zu hören. Als Christine begann, ihren Körper zu lieben und zu akzeptieren, gab sie ihm eine Chance, sein eigenes Gleichgewicht zu finden.

Dicksein hat nicht unbedingt nur etwas mit zuviel essen zu tun. Viele dicke Menschen, die ich kenne und liebe, essen erheblich weniger als andere, die halb so viel wiegen wie sie. Es gibt viele Dinge, die für Übergewicht mitverantwortlich sind, zum Beispiel ein verringerter Grundumsatz, der oft erblich bedingt ist, bestimmte Eßgewohnheiten, die wir uns aneignen, und die Erfahrungen, die wir in der Kindheit machen. Auch negative Gedanken, nicht ausgedrückte Gefühle, verborgene Ängste und unterdrückte Leidenschaften, die wir mit uns herumschleppen, können sich auf unser Eßverhalten und damit auf unser Gewicht auswirken. Einige Menschen sind außerdem von Natur aus gesünder mit einem etwas höheren Gewicht, gemessen an ihrer Körpergröße. Als Christine eine von Liebe und Frieden geprägte Beziehung zu ihrem Körper entwickelte, konnte er sein natürliches Gewicht finden.

Wie Sie Ihren Körper lieben können

Wie Sie über Ihren Körper denken, dabei gelten letztendlich die gleichen Prinzipien wie für alle anderen negativen oder einengenden Gedanken: Es ist wichtig, daß Sie auf sich hören, die negativen Denkmuster wahrnehmen und sich entscheiden, sie durch positive zu ersetzen, die Ihnen weiterhelfen. Wenn Sie Ihre negative Denkweise über Ihr Aussehen oder Ihre körperlichen Fähigkeiten ändern, hilft Ihnen das, Ihr Verhalten zu ändern, so daß Sie Ihren Körper liebevoll behandeln und sich so um ihn kümmern können, wie er es verdient. Hier einige Vorschläge dafür:

- ✧ Vergleichen Sie Ihren Körper nicht mit dem von anderen. Wir sind dem gesellschaftlichen Zwang unserer Gesellschaft unterworfen, uns mit anderen zu vergleichen und sehr kritisch mit unserem Aussehen umzugehen. Wenn wir jemand anderen ansehen, fühlen wir uns dann entweder überlegen oder unzulänglich, abhängig davon, wie wir unser Aussehen oder unsere Fähigkeiten im Vergleich zu dieser Person bewerten. Wenn Sie es darauf anlegen, werden Sie immer jemanden finden, der schöner, attraktiver, dicker, dünner, stärker, behender oder fähiger ist als Sie. Das führt letzten Endes nur dazu, daß Sie sich schlecht fühlen und Ihren Körper hassen.

Ihr Körper ist einzigartig. Wenn Sie sich weigern, Urteile über Ihren Körper zu fällen und Vergleiche anzustellen, öffnen Sie sich dafür, sich an seiner Schönheit und Einmaligkeit zu erfreuen, und fördern somit die Gesundheit, Stärke und Fähigkeiten Ihres Körpers.

- ✧ Schauen Sie sich Ihren Körper in einem Ganzkörperspiegel an, und nehmen Sie Ihre Gedanken und Reaktionen dabei wahr. Diese Übung funktioniert am besten, wenn Sie nackt sind. Nimmt Ihr Geist sofort eine kritische Haltung an? Suchen Sie nach Ablenkung, oder zieht es Sie mit aller Kraft vom Spiegel fort? Regt es Sie auf, bekümmert es Sie, oder sind Sie enttäuscht, wenn Sie sich bestimmte Körperteile oder Merkmale Ihres Körpers ansehen, wie zum Beispiel Ihre Oberschenkel, Arme, Falten, Flecken oder ein verletztes Bein?

Versuchen Sie, Ihren Körper mit Liebe zu betrachten. Reden Sie mit Respekt und Liebe auf Ihren Körper ein. Selbst wenn es Ihnen zu Anfang seltsam oder sogar albern erscheint, tut es Ihnen gut, Ihr Spiegelbild anzusehen und folgendes zu sich selbst zu sagen:

- ✧ Ich liebe meinen Körper.
- ✧ Ich liebe meine Brüste/Arme/Oberschenkel/Haut usw.

- ✧ Ich bitte meinen Körper, gesund zu bleiben.
- ✧ Ich danke meinem Körper dafür, daß er gesund bleibt.

Lernen Sie, sich selbst zärtlich und liebevoll zu berühren. Schlagen Sie sich nicht, auch nicht aus Spaß, denn Sie könnten dadurch schädliche Denk- und Verhaltensmuster aus Ihrer Vergangenheit verstärken. Berühren und betrachten Sie sich selbst so, als wären Sie das kostbarste Juwel im Universum. Die Wahrheit ist: Sie sind es!

Lernen Sie, positiv über Ihre Sexualität zu denken. Die meisten Menschen eignen sich im Laufe ihres Lebens eine negative Denkweise über Sex und Sexualität an. Vielleicht haben Ihre Erfahrungen Sie gelehrt, sich vor Ihrem Körper und den sexuellen Gefühlen, die Sie haben, zu fürchten. Vielleicht haben Ihre Eltern Sex zum Tabuthema gemacht, und Sie haben ihre Haltung übernommen. Oder möglicherweise haben Sie Schuldgefühle in bezug darauf, körperliche Lust zu erleben. Unter den folgenden Affirmationen sind auch einige, die Ihnen helfen, Ihre Sexualität zu genießen und zu schätzen.

Affirmationen für die Liebe zum eigenen Körper:

- ✧ Ich fülle und umgebe meinen Körper mit Liebe.
- ✧ Ich bade meinen Körper in Liebe und Akzeptanz.
- ✧ Ich vertraue auf meinen Körper.
- ✧ Ich höre mit Liebe und Mitgefühl auf meinen Körper.
- ✧ Ich schaffe es, daß mein Körper vollkommen gesund bleibt.
- ✧ Ich genieße es, mich körperlich wohlzufühlen.
- ✧ Mein Körper gelangt leicht in seinen natürlichen, gesunden Zustand.
- ✧ Mein Körper hat immer die perfekte Form und Größe, um gesund und zufrieden zu sein.
- ✧ Ich akzeptiere meinen Körper und vertraue darauf, daß er sich selbst heilt.
- ✧ Ich darf meine Sexualität ausleben.
- ✧ Ich freue mich an der Sinnlichkeit meines Körpers.

Zehn Möglichkeiten, Ihren Körper zu lieben

Im folgenden stelle ich Ihnen einige einfache Mittel vor, die Sie anwenden können, um Ihrem Körper regelmäßig Liebe und Pflege zukommen zu lassen. Nicht alle dieser Mittel kosten Geld, aber alle können Ihnen dabei helfen, Streß abzubauen, sich von negativer Energie zu befreien und gesund zu bleiben

1. Gönnen Sie sich eine Massage für Ihre Hände und Füße. Mit etwas Creme, Lotion oder Öl können Sie Ihre Hände und Füße sanft massieren. Es ist erstaunlich, wie viel Anspannung in diesen Körperteilen steckt. Indem Sie über die Haut streichen, kreisende Bewegungen mit Ihren Fingerspitzen machen und die Finger und Zehen vorsichtig beugen und strecken, können Sie Verspannungen im ganzen Körper lösen und ein Gefühl von Wohlbefinden und Frieden erzeugen. Weitere Anregungen dazu kann Ihnen ein Buch über Massage oder ein Massagekurs geben. Der Markt bietet zu diesem Thema ungeheuer viel.
2. Nehmen Sie ein »Happening«-Bad. Wie oft nehmen wir uns die Zeit für ein ganz spezielles Bad? Ich glaube, daß wir mindestens ein Bad pro Woche brauchen, das extra darauf ausgelegt ist, für Spaß, Entspannung und Freude zu sorgen. Das kann ein Schaumbad oder ein Bad mit duftenden ätherischen Ölen sein. Wie bei allen organisierten Happenings ist es schön, für gute Beleuchtung und Dekoration zu sorgen. Sie könnten die Badewanne mit Kerzen, Nippes und Blumen schmücken oder als Begleitmusik sanfte Meditationsmusik wählen. Zusätzlichen Spaß kann es bereiten, mit einem Freund oder einer Freundin zu baden!
3. Gehen Sie regelmäßig zu einer Heilbehandlung, zum Beispiel zu einer Massage, Reflexzonentherapie, Aromatherapie, einem Heiler oder zur Kosmetikerin. Heilende Therapien und regelmäßige »Auszeiten«, in denen wir uns verwöhnen las-

sen, sind ein notwendiger Ausgleich für die Belastungen, die das heutige Leben mit sich bringt. Wenn Sie nicht das Geld dafür haben, könnten Sie sich mit einem Freund oder einer Freundin, einem Familienmitglied oder Ihrem Partner bzw. Ihrer Partnerin zusammentun und sich gegenseitig massieren oder verwöhnen. Sie könnten auch verschiedene Heilmethoden erlernen und sich gegenseitig die Grundlagen vermitteln.

4. Machen Sie einen Spaziergang oder eine Wanderung. Wählen Sie die dazu passende Umgebung. Die schönsten, ruhigsten Umgebungen haben eine heilende Wirkung. Das Gehen unterstützt viele der natürlichen Funktionen des Körpers und erhöht, regelmäßig ausgeübt, das Energiepotential.
5. Atmen Sie tief ein und aus, und beobachten Sie Ihren Atem. Unser Atem ist ein Schlüssel zu Gesundheit und Wohlbefinden. Durch bewußtes, langsameres und tieferes Atmen können Sie mehr Lebensqualität erlangen. Wenn Sie bemerken, daß Sie zu flach atmen, nehmen Sie sich fünf oder zehn Minuten Zeit, etwas dagegen zu tun. Sie könnten eine Hand auf den Bauch und eine auf die Brust legen, um sicherzugehen, daß Sie tief in den Bauch hineinatmen und die Lunge beim Ausatmen richtig entleeren. Zählen Sie beim Einatmen bis acht und beim Ausatmen bis acht, zehn, zwölf oder noch weiter, wobei Sie den Atemstrom bewußt verlangsamen.
6. Machen Sie ab und zu ein zehnminütiges Nickerchen, oder meditieren Sie zehn Minuten. Kurze Schlafphasen oder Meditationen im Laufe des Tages geben Ihrem Körper Zeit, sich zu erneuern und sein Gleichgewicht wiederzuerlangen. Wenn Sie auswärts arbeiten, könnten Sie während der Mittagspause, in der Zeit, die Sie nicht mit Essen, Gesprächen oder Einkaufen verbringen, zehn Minuten völliger Ruhe einschalten und Ihre Streßtoleranz, Belastbarkeit und Leistung so positiv beeinflussen. Wenn Sie zu Hause arbeiten, kann es Ihnen guttun, wenn Sie etwas früher mit der Arbeit beginnen

und für den Nachmittag, wenn sich Ihre Energie erschöpft, einige Nickerchen einplanen.

7. Setzen Sie Ihre Stimme ein. Unsere Stimme hat ihre eigenen Heilungskräfte. Wenn wir singen, laut gähnen, summen oder deklamieren, lassen wir unseren Gefühlen freien Lauf, lösen Spannungen und baden unseren Körper in den heilenden Vibrationen unserer eigenen, einzigartigen Stimme. Lassen Sie sich von keinem einreden, daß Sie nicht singen können. Entdecken Sie Ihre Stimme. Es muß für andere nicht schön klingen, sondern nur für Ihr Vergnügen und Wohlbefinden sorgen. Sie können sich Ihre positiven Affirmationen selbst vorsingen!
8. Trinken Sie viel Wasser (stilles Mineralwasser ist am besten), und essen Sie frisches, rohes Obst und Gemüse. Unser Körper besteht zum Großteil aus Wasser. Es ist also sinnvoll, dieses Wasser aufzufüllen und den Körper mit Flüssigkeit zu durchspülen, die ihm helfen kann, giftige Substanzen auszuscheiden. Einer der vielen Vorteile von frischem, rohem Obst und Gemüse als Bestandteil einer ausgewogenen Ernährung besteht darin, daß Rohkost einen hohen Wasseranteil hat. Das darin enthaltene Wasser wurde nicht durch Kochen oder Konservieren entzogen. Wenn Sie viel Wasser trinken, werden die Nieren durchgespült und ihre Ausscheidungsfunktionen unterstützt. Es ist allerdings besser, zwischen den Mahlzeiten zu trinken. Wenn Sie während einer Mahlzeit viel trinken, könnte Ihre Verdauung beeinträchtigt werden.
9. Tanzen, dehnen und bewegen Sie sich. Vergessen Sie alles, was Sie vielleicht über das Tanzen gelernt haben. Geben Sie Ihre Vorurteile auf und gönnen Sie Ihrem Körper die Freude an spontanen Bewegungen. Selbst wenn Ihre Beweglichkeit eingeschränkt ist, können Sie mit den beweglichen Körperteilen tanzen. Beginnen Sie mit sanftem Stretching, und lassen Sie Ihren Körper dann mit oder ohne Musikbegleitung seine eigenen Bewegungen finden. Tanzen ist Leben, und sich zu bewegen ist zu leben!

10. Hören Sie auf, wenn Sie müde sind. Das ist manchmal leichter gesagt als getan, besonders wenn Sie sich um Ihre Familie kümmern müssen, einer Vollzeitbeschäftigung nachgehen und daneben noch zusätzliche Verpflichtungen und Verantwortlichkeiten haben. Doch wenn wir uns antreiben, bis wir übermüdet sind, muß unser Körper oft noch mit mehr fertig werden als nur Erschöpfung. Anstatt uns auszuruhen, essen wir oft zu viel, rauchen mehr oder trinken mehr Alkohol, um für das Ruhebedürfnis zu kompensieren, das wir ignorieren. Rufen Sie sich ins Gedächtnis, daß Sie am nächsten Tag gesünder und energiegeladener an Ihre Aufgaben herangehen können, wenn Sie aufhören, sobald Sie müde sind.

Ich bin sicher, daß Sie noch viele weitere Möglichkeiten finden werden, Ihrem Körper Liebe, Pflege und Aufmerksamkeit zukommen zu lassen. Dies ist erst der Anfang einer wundervollen neuen Beziehung, die Sie zu sich selbst aufbauen können!

Auf unseren Körper hören lernen

Wenn wir auf unseren Körper hören, fällt es uns leichter, Nahrungsmittel, Bewegungsarten, Therapien und Heilmittel zu finden, die für uns geeignet sind. Es braucht etwas Übung, auf die Botschaften zu hören, die uns unser Körper sendet, weil wir uns Lebensstile, Überzeugungen und Verhaltensmuster angeeignet haben, die diese Botschaften blockieren und uns im Dunkeln darüber lassen. Diese Botschaften mögen im Vergleich zu den Informationen, die wir im Gehirn verarbeiten, zunächst zu subtil und nicht greifbar erscheinen, aber sie können uns viel über unsere Gesundheit und uns Wohlbefinden mitteilen.

Wenn wir ganz bewußt auf unseren Körper hören, sind wir in der Lage, die frühen Anzeichen von Ungleichgewicht und Disharmonie wahrzunehmen. Dann können wir auf diese Informationen reagieren und unser Verhalten oder unseren Lebensstil entsprechend ändern, um Krankheiten oder größeren Problemen vorzubeugen. Ein einfaches Beispiel hierfür ist, sich seiner Müdigkeit bewußt zu werden und eine Pause zu machen, sobald unser Körper sie braucht, und nicht erst, wenn seine Kraftreserven längst aufgebraucht sind.

Weitere Botschaften, die wir gelernt haben zu ignorieren, sind die, die von unserem Magen ausgehen. Einige Menschen arbeiten trotz der Tatsache, daß ihr Magen ihnen mitteilt, daß er Nahrung braucht, den ganzen Tag weiter, ohne zu essen. Noch viel mehr Menschen essen immerfort, auch wenn sie nicht hungrig sind, wobei sie Signale wie Sattsein, Völlegefühl und sogar Übelkeit ignorieren. In einigen Fällen essen wir aus Gewohnheit, in anderen hat dies seelische Ursachen, wobei wir Gefühle von Angst, Wut, Freude und Leidenschaft »zustopfen«, anstatt sie zuzulassen. Dazu gehört auch, daß wir Essen als eine Form von sofortiger Befriedigung benutzen.

Wenn wir auf unseren Körper hören, können wir auch lernen, den emotionalen, geistig-seelischen oder spirituellen Ursachen für körperliche Probleme auf die Spur zu kommen. Schmerzen können uns zum Beispiel mitteilen, daß etwas mit unserem Körper nicht stimmt, aber auch, daß wir unter einem nicht verarbeiteten seelischen Problem leiden und daß es wichtig für uns ist, den Schmerz darüber zuzulassen und zu verarbeiten.

Die Intelligenz unseres Körpers ist außerordentlich. Unser Körper erinnert sich an alles, das ihm je widerfahren ist. Er behält freudige und schmerzliche Erinnerungen im Gedächtnis, die Gefühle und die Handlungen, die Erlebnisse und die Wirkungen dieser Erlebnisse. Die Bilder, die sich unser Körper einprägt, kann man sich wie Bilder in einem 3-D-Film vorstellen. Eine Möglichkeit, mit der Intelligenz unseres Körpers zu arbeiten, auf seine Botschaften zu hören und die geistigen, emotionalen und spirituellen Bilder aus der Vergangenheit zu heilen, besteht darin, Verbindung zum Körper-Geist aufzunehmen.

Visualisierung: Verbindung zum Körper-Geist aufnehmen
Da diese Visualisierung recht kompliziert ist, würde ich Ihnen empfehlen, sie ein paarmal durchzulesen, ehe Sie damit beginnen. Sie können den Text dafür auch auf Band sprechen und dieses dann abspielen, so daß Sie Ihr eigener Heiler und Führer sein können, während Sie mit der natürlichen Weisheit Ihres Körpers Kontakt aufnehmen.

Suchen Sie sich ein ruhiges, bequemes Plätzchen, nehmen Sie den Telefonhörer von der Gabel, und sorgen Sie dafür, daß Sie nicht gestört werden. Setzen Sie sich auf einen Stuhl oder Sessel mit Rückenlehne, sitzen Sie entspannt und gelöst, mit leicht geöffneten und nicht übereinandergeschlagen Beinen, und lassen Sie die Arme locker herabhängen. Wenn Sie wollen, können Sie sich auch hinlegen, aber achten Sie auch hierbei darauf, eine offene Körperhaltung einzunehmen und sich nicht zusammenzurollen.

Visualisierungstext
Lege eine Hand auf den Bauch, und fühle einfach, wie dein Bauch sich hebt und senkt, während du atmest. Konzentriere dich bewußt darauf, tief in den Bauch hineinzuatmen. Verlangsame deine Atemzüge, und achte darauf, tief ein- und auszuatmen, ohne zu pressen oder deinen Atem zu forcieren.

Richte deine Aufmerksamkeit nun auf deinen Kopf, während du weiterhin tief ein- und ausatmest, und stell dir vor, du befindest dich in deinem Geist, in dem dein Verstand und dein logisches Denken angesiedelt sind. Du könntest dir diesen Ort als kreatives und anregendes Zentrum vorstellen, in dem eine Vielzahl von Gedanken mit rasender Geschwindigkeit herumsausen wie farbenfrohe, elektrische Lichtblitze. Du weißt, daß du wohlbehalten hierher zurückkehren kannst, wenn du willst, aber jetzt wende dich ab, und konzentriere dich wieder auf deinen Atem und deinen Körper.

Achte auf die Sinneswahrnehmungen und Gefühle in deinem

Körper. Bist du angespannt? Bist du entspannt? Fühlst du dich wohl? Tut dir etwas weh? Bist du energiegeladen oder müde? Nimm einfach nur wahr, ohne Urteile zu fällen. Und jetzt richte deine Aufmerksamkeit auf deinen Bauch, und stell dir vor, daß in deiner Körpermitte der »Geist deines Körpers«, das Zentrum deiner körperlichen Intelligenz, sitzt.

Stell dir vor, du betrittst deinen Körper-Geist in der Gewißheit, daß du hier sicher bist. In diesem Teil von dir befinden sich alle Hinweise auf deine Gesundheit und dein Wohlbefinden, alle Botschaften, die dir sagen, wie du im Gleichgewicht bleiben kannst, alle körperlichen und emotionalen Erinnerungen und alle Lösungen zur Erhaltung der Gesundheit. In deinem Körper-Geist ist ein Teil von dir, der immer gesund, immer im Gleichgewicht und immer weise ist. Während du ein- und ausatmest, betrittst und erweiterst du diesen Teil von dir, wobei du dein Bewußtsein für das, was dich gesund, glücklich und energiegeladen macht, erweiterst und verstärkst.

Wie sieht dein Körper-Geist aus? Er könnte wie ein schöner Garten, ein prunkvoller Palast oder ein tiefer, blauer Ozean aussehen. Wenn es ein Garten ist, dann sieh nach den Bereichen, die aufgeräumt, gesäubert oder neu bepflanzt werden müssen, und stell dir vor, wie du diese Arbeiten erledigst. Wenn es ein Palast ist, gibt es vielleicht einige Zimmer, die renoviert oder geputzt werden müssen – stell dir vor, wie das geschieht. Ein tiefer, blauer Ozean braucht vielleicht auch eine Reinigung (der Umweltmüll muß entfernt werden) und neues Leben in Form von farbenfrohen Fischen und Pflanzen. Wie immer das Bild deines Körper-Geistes ausschaut, sieh zu, daß es sauberer, strahlender, stärker und schöner wird.

Stell dir vor, während du tief ein- und ausatmest und deine Aufmerksamkeit auf deinen Körper richtest, daß du starke und dabei sanfte Heilungskräfte freisetzt, die dir immer tief drinnen zur Verfügung stehen. Jeder Atemzug verbindet dich mehr und mehr mit deinen Selbstheilungskräften und steigert dein Bewußtsein für das, was dein Körper braucht, um gesund, aktiv, energiegeladen und zufrieden zu bleiben. Frage deinen Körper nach Informationen, die dir jetzt nützen. Was könntest du für deine Gesundheit und dein Wohlbefinden tun? Nimm all deine Ideen, Gefühle und Reaktionen wahr.

Sie können diese Übung bis zu einer Stunde oder länger ausdehnen. Es ist allerdings besser, wenn Sie sich fünf oder zehn Minuten Zeit dafür nehmen und sie regelmäßig machen, als längere Zeit dafür aufzuwenden und sie dafür nur einmal durchzuführen. Eine längere Körper-Geist-Visualisierung hat den Vorteil, daß Sie dadurch einen starken Heilungsprozeß in Gang setzen und einige interessante Informationen gewinnen können, die Sie in fünf Minuten vielleicht nicht bekommen. Viele

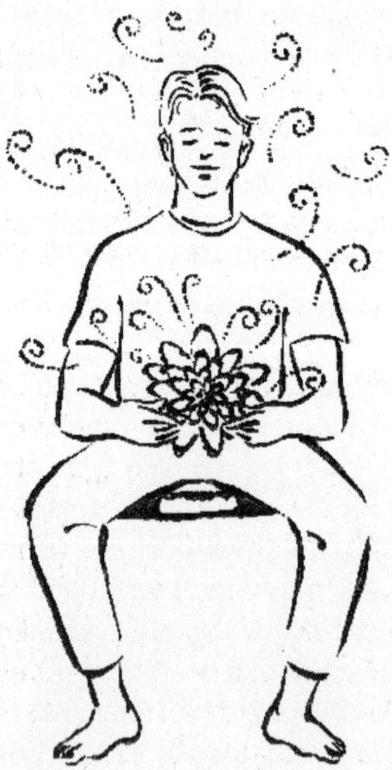

kürzere Visualisierungen haben dagegen den Vorteil, daß sie es Ihnen erleichtern, die Verbindung zwischen Ihrem Intellekt und Ihrem Körper-Bewußtsein herzustellen.

Nehmen Sie sich nach der Visualisierung ein paar Minuten Zeit, Ihre Aufmerksamkeit wieder auf Ihren Kopf zu richten, und sehen Sie, wie er mit wundervollen, kreativen, positiven Gedanken angefüllt wird. Schreiben Sie alle Einsichten, die Sie gewinnen, auf, oder sprechen Sie sie auf Band. Wenn Sie während dieser Visualisierung den Impuls hatten, mit einem neuen Sportprogramm zu beginnen, etwas über Behandlungsmethoden herauszufinden oder Ihrer Ernährung mehr Aufmerksamkeit zu schenken, dann vergessen Sie dabei nicht, diese Impulse so bald wie möglich in die Tat umzusetzen.

Übung: Auf den Körper-Geist hören lernen

Wann immer Sie ein bestimmtes körperliches Bedürfnis oder gesundheitliches Problem haben, können Sie Ihren Körper-Geist aufsuchen und um Informationen bitten.

Gesundheitliche Probleme

Bei allen gesundheitlichen Problemen, ob es sich nun um Kopfschmerzen, einen verstauchten Knöchel, einen Tumor oder eine allgemeine Schwächung des Immunsystems handelt, besteht die Möglichkeit, Verbindung zum Körper-Geist aufzunehmen, nach Informationen über die dem Problem zugrunde liegende Ursache zu forschen und Einsichten zu Therapien, Lösungen und dem Umgang mit den Symptomen zu gewinnen.

Verwenden Sie die vorher erwähnte Visualisierung, um Ihr Bewußtsein auf Ihren Körper-Geist zu richten, und konzentrieren Sie sich dann auf den Körperbereich, in dem Sie ein Unwohlsein verspüren bzw. der verletzt oder krank ist. Konzentrieren Sie sich auf Ihren ganzen Körper, wenn Ihr Immunsystem insgesamt geschwächt ist. Vertiefen Sie Ihre Atmung, stellen Sie sich vor, daß Ihr Atem in den Bereich eindringt, der

Heilung braucht, und füllen Sie diesen Bereich mit Energie, Frieden und neuem Leben.

Stellen Sie sich vor, Sie wären in der Lage, Hörgeräte oder Verstärker in Ihrem Körperinneren einzuschalten, und könnten hören, was darin vor sich geht. Die Informationen können in Form von Gefühlen, Eindrücken, Gedanken, Bildern, Sinneswahrnehmungen oder inneren Stimmen zu Ihnen gelangen. Nehmen Sie sie einfach nur wahr, und notieren Sie sich nach der Übung alle Ideen, Einsichten oder Eindrücke, die Sie bekommen haben. Es kann helfen, wenn Sie Ihrem Körper einige geeignete Fragen stellen. Hier einige Beispiele dafür.

- Was ist die Ursache für dieses Problem/diesen Zustand/diese Krankheit/diesen Schmerz/diese Anspannung/dieses Symptom? (Wählen Sie das Gewünschte aus.)
- Was kann ich tun, um die Erkrankung, von der mein Arm/ mein Verdauungssystem/meine Brust/meine Lunge/mein Immunsystem/mein Rücken usw. betroffen ist, zu heilen?
- Wie kann ich den Schmerz/das Unwohlsein/die Blockade/ die Verspannungen/die Krankheit beheben?
- Wie kann ich mit meinen Symptomen am besten umgehen oder sie beseitigen?
- Wurde dieses Problem/dieser Zustand durch ein nicht ausgedrücktes Gefühl/falsche Ernährung/negative oder beschränkende Überzeugungen/eine schlechte Haltung/Bewegungsmangel/Angst usw. verursacht?
- Was muß ich in meinem Leben ändern, um mich selbst zu heilen?

Es braucht Übung, auf körperliche Informationen zu hören und um Abhilfe zu bitten. Lassen Sie sich nicht entmutigen, wenn Sie keine direkten Antworten auf Ihre Fragen bekommen. Manchmal reicht es, um Informationen zu bitten und willens zu sein, auf seinen Körper zu hören, um einen Heilungsprozeß in Gang zu setzen.

Ernährung und Bewegung

Sie können Ihren Körper-Geist danach fragen, welche Nahrungsmittel, Bewegungsarten oder Behandlungsmethoden für Sie geeignet sind, bevor und nachdem Sie mit ihnen in Berührung gekommen sind. Verschiedene Therapeuten testen die Reaktionen des Körpers auf eine Behandlung, ehe sie ihren Patienten diese empfehlen. Kinesiotherapeuten führen zum Beispiel einen Muskeltest durch. Bei diesem Test wird eine sofortige körperliche Reaktion ausgelöst, die direkte Informationen über Heilung, Nahrungsmittelverträglichkeit oder eventuelle therapeutische Maßnahmen liefert. Einige andere Therapeuten verwenden Geräte zur Messung der elektrischen Ströme im Körper, um seine Reaktion auf verschiedene Substanzen oder Fragen zu testen.

Stellen Sie für sich selbst eine Liste mit Fragen zusammen, die Sie Ihrem Körper-Geist stellen wollen, oder eine Palette von zu testenden Nahrungsmitteln, Medikamenten und Heilmitteln. Halten Sie alles in Ihrer Reichweite bereit, und stellen Sie sich dann die geeignete Frage, zum Beispiel:

- ✧ Welche Nahrungsmittel würden mir jetzt guttun?
- ✧ Welche Nahrungsmittel sollte ich jetzt lieber meiden?
- ✧ Wie kann ich meinen Körner am besten trainieren?
- ✧ Welche Behandlung brauche ich für dieses gesundheitliche Problem?

Oder halten Sie jeweils ein Mittel vor den oberen Brustbereich (das Brustbein) und fragen Sie Ihren Körper, ob es für Sie geeignet ist. Würde es Ihrem Körper guttun oder nicht? Lassen Sie sich genügend Zeit, um darauf reagieren zu können, ehe Sie mit der nächsten Frage oder dem nächsten Mittel fortfahren.

Sie können Ihrem Körper zum Beispiel die folgende Frage stellen: *»Wird mir dieses Mittel Energie spenden oder mir Energie rauben?«* Nachdem Sie die Frage gestellt und instinktiv gehandelt haben, können Sie überprüfen, ob Sie damit richtig gelegen haben, indem Sie wahrnehmen, was danach mit Ihrer Energie geschieht. Wenn Sie sich für etwas entschieden haben, das gesund für Sie ist, spendet es Ihnen im allgemeinen Energie.

Noch ein Hinweis: Bitte verwenden Sie diese Übung nicht als Ersatz für geeignete medizinische und unterstützende Therapien. Sie kann Ihnen helfen, Krankheiten vorzubeugen und Ihre Selbstheilungskräfte zu stärken. Die Informationen, die Sie dabei erhalten, können Ihnen wertvolle Hinweise darauf liefern, welche professionellen Hilfen oder Behandlungsmethoden für Sie in Frage kommen. Außerdem läßt sich die Wirksamkeit der Therapien, für die Sie sich entscheiden, durch diese Übung unterstützen. Ein Ersatz dafür ist sie jedoch nicht. Worauf es ankommt, ist, daß Sie sich die Intelligenz Ihres Körpers zunutze machen und ihr nicht zuwiderhandeln.

5.
Die Weisheit unserer Gefühle

Die Macht unserer Gefühle

So wie unser Körper »intelligent« ist, so sind es auch unsere Gefühle. Unsere Gefühle sind eine Quelle, aus der wir ständig Energie, Kreativität und persönliche Kraft schöpfen, die wir uns für unsere Selbstheilung zunutze machen können. Sie haben ihre eigene Weisheit, ihren eigenen Rhythmus und ihr eigenes Timing, und unter den richtigen Voraussetzungen können sie uns helfen, gesund zu bleiben. Es sind unsere Gefühle, die Farbe in unser Leben bringen. Unsere Leidenschaft oder unsere Wut motiviert uns, unsere Freude beflügelt uns, unsere Traurigkeit verleiht uns Tiefe und unsere Liebesfähigkeit inspiriert uns.

Wenn wir unsere emotionale Energie jedoch falsch einsetzen, in die falsche Richtung lenken oder unterdrücken, kann dies zu vielen Krankheiten und Beziehungsproblemen beitragen. Wir haben gelernt, einige Gefühle hinunterzuschlucken, und erleben andere durch unsere negativen oder einengenden Überzeugungen verzerrt, so daß wir sie entweder zu sehr kontrollieren oder die Kontrolle darüber verlieren. Gefühle, die wir nicht ausdrücken oder in die wir uns hineinsteigern, können ein körperliches Ungleichgewicht hervorrufen und unsere Fähigkeit beeinträchtigen, unsere echten Bedürfnisse und Wünsche zu äußern.

Die Schule der Empfindsamkeit, durch die wir gehen

Im Laufe des Heranwachsens bekommen wir nicht nur eine Fülle von Gedanken und Überzeugungen mit auf den Weg, sondern lernen auch, Gefühle zu unterdrücken. Babys drücken meist spontan ihre Gefühle aus. Wenn sie glücklich sind, dann schäumen sie über vor Freude, und wenn sie traurig oder wütend sind, dann weinen und brüllen sie. Ihre Kommunikation ist im wesentlichen einfach, direkt und effektiv. Sie senden deutliche Signale an ihre Eltern oder andere Bezugspersonen aus, die darüber Auskunft geben, ob sie sich zufrieden oder unwohl fühlen, hungrig sind oder Aufmerksamkeit brauchen. Erst im Laufe unserer Entwicklung wird unser Gefühlsleben komplexer.

Als Kinder ahmen wir das emotionale Verhalten nach, das wir um uns herum beobachten. Wenn unsere Eltern ihre Wut gut ausdrücken können, ihre Liebe oder Traurigkeit jedoch nicht, ist es wahrscheinlich, daß wir ähnliche emotionale Muster entwickeln. Kinder, die von ihren Eltern Anerkennung bekommen, wenn sie über das ganze Gesicht strahlen, jedoch ignoriert werden, wenn sie weinerlich oder wütend sind, lernen, ein Lächeln aufzusetzen, auch wenn sie sich in Wirklichkeit ganz anders fühlen. Sie könnten vor Wut schäumen, lächeln aber trotzdem, weil sie sonst Gefahr laufen würden, abgelehnt zu werden.

Unsere Gedanken und Überzeugungen sind häufig untrennbar mit unseren emotionalen Verhaltensmustern verbunden. Andere urteilen über die Gefühle, die wir ausdrücken, und wenn wir diese Urteile verinnerlichen, können wir Denkmuster entwickeln, durch die wir unsere Gefühle letzten Endes blockieren, verneinen oder uns in sie hineinsteigern. So schaffen wir den Konflikt zwischen dem Kopf, dem Herzen und der Stimme, den ich im ersten Kapitel angesprochen habe. Wir haben Gefühle und Sehnsüchte, aber nach unseren Überzeugungen haben wir nicht das Recht, sie auszudrücken, und so unterdrücken wir sie oder erleben sie verzerrt.

Kindern könnte zum Beispiel von ihren Eltern vermittelt werden, daß ein hohes Maß an Freude und Leidenschaft nicht akzeptabel ist. Eltern, die nicht in der Lage sind, Enthusiasmus und Freude zu zeigen, haben oft Probleme, mit den Gefühlen ihrer Kinder umzugehen. Kinder können sich über alles, von einer schönen Blume über neues Spielzeug, ein neues Spiel bis hin zu einem Besuch bei der Oma, leidenschaftlich freuen. Diesem Enthusiasmus sollten sicherlich auch Grenzen gesetzt werden, damit er nicht völlig ausartet, sondern der Situation angemessen ist, aber es ist auch wichtig, ihn zu fördern, zu akzeptieren und anzunehmen, so daß Kinder fürs ganze Leben lernen, daß es in Ordnung ist, sich zu freuen und Spaß zu haben.

Eltern, denen es als Kindern verwehrt wurde, ihre Freude und Leidenschaft auszuleben, wissen nicht immer, wie sie es ihren eigenen Kindern ermöglichen können. Eltern, die nicht gelernt haben, ihre Wut zu akzeptieren und auszudrücken, sind oft nicht in der Lage, ihren Kindern diese Fähigkeiten zu vermitteln. Menschen, deren Eltern Gefühle von Traurigkeit, Enttäuschung, Kummer oder Trauer nicht zulassen konnten, verfügen nicht notwendigerweise über die Erfahrung, diese Gefühle bei ihren Kindern zuzulassen, es sei denn, sie haben gelernt, sich von ihrem Vorbild zu befreien und sich von den emotionalen Verhaltensmustern ihrer Familie zu lösen.

In einigen Fällen machen uns die Überzeugungen und Verhaltensmuster, die wir uns aneignen, unfähig, unsere Gefühle zu offenbaren. Wenn Kinder wütend oder zu fordernd werden, wird ihnen oft gesagt, sie seien müde. Manchmal ist das richtig und manchmal nicht. Es ist nur einfacher, forderndes Verhalten als Müdigkeit abzutun, als die eigentlichen Bedürfnisse und Gefühle wahrzunehmen. Erwachsene, die dies als Kinder erlebt haben, halten sich vielleicht nicht für besonders gefühlsbetont, aber jedesmal, wenn sie wütend werden oder Bedürfnisse haben, kann es sein, daß sie Müdigkeit überkommt. Sie haben gelernt, daß es sicherer ist, sich in die Müdigkeit zu flüchten, als ihren Gefühlen freien Lauf zu lassen.

Manchmal ist es sinnvoll, daß wir uns an unsere Kindheit zurückerinnern und herausfinden, woher unsere Überzeugungen und emotionalen Verhaltensmuster stammen. Durch einen Blick in die Vergangenheit können wir Einsichten darüber gewinnen, welche Entscheidungen wir getroffen haben, die uns helfen, jetzt neue Entscheidungen zu treffen. Es hilft nicht, mit der Absicht in die Vergangenheit zurückzublicken, unsere Eltern, unsere Familie, unsere Lehrer oder unsere Freunde für die Probleme, die wir in unserem Leben gehabt haben, verantwortlich zu machen. Es unterstützt den Selbstheilungsprozeß auch nicht, wenn wir uns selbst für unsere Entscheidungen und Fehler, die wir gemacht haben, verdammen. Es ist nur wichtig, daß wir nach Informationen Ausschau halten, die unser Verständnis erweitern und uns helfen, die Vergangenheit hinter uns zu lassen und in der Gegenwart und in der Zukunft etwas ganz anderes zu schaffen.

Übung: Liste an Gefühlen aufstellen und ordnen

Nehmen Sie Stift und Papier zur Hand, und erstellen Sie eine Liste der Gefühle, die Sie als Kind ausgedrückt oder nicht ausgedrückt haben. Schreiben Sie außerdem alles auf, was Ihnen über Ihre Gefühle gesagt wurde. Die folgenden Fragen können Ihnen dabei helfen:

Welche Gefühle wurden Ihnen gegenüber und um Sie herum ausgedrückt? Konnten Ihre Eltern oder andere Bezugspersonen Traurigkeit, Wut, Liebe, Freude, Aufregung oder Angst ausdrücken? Haben sie geweint, geschrien und gelacht? Welche Gefühle konnten sie am besten ausdrücken? Die folgenden Beispiele sollen Ihrem Gedächtnis ein wenig auf die Sprünge helfen:

- »Mein Vater konnte sehr wütend und leidenschaftlich werden, wenn er politische Diskussionen führte, aber er weinte nie in unserer Gegenwart und war auch kein besonders fröhlicher Mensch.«
- »Meine Mutter weinte viel, fast zuviel. Sie weinte eher, als daß sie wütend wurde oder ein Problem direkt anging.«
- »Mein Vater war zu Hause ein sehr liebevoller und sensibler Mensch, aber nach außen hin verhielt er sich ganz anders. In der Öffentlichkeit wurde von uns allen erwartet, uns, ganz wie mein Vater, zusammenzureißen und keine Szene zu machen.«
- »Meine Mutter schimpfte immer mit mir und war selten liebevoll und zärtlich. Ich hatte Angst vor ihrer Wut und versteckte mich oft vor ihr.«
- »Meine Eltern waren liebevoll und unterstützten mich, aber es machte sie leicht verlegen, wenn ich Freude oder Gefühle zeigte.«

Was wurde Ihnen oder in Ihrer Umgebung über Gefühle gesagt? Wurde es Ihnen gestattet, all Ihre Gefühle auszudrücken? Haben Sie deutliche Botschaften von Ihren Eltern, Geschwistern, Großeltern, Lehrern oder Freunden zu den Gefühlen erhalten, die akzeptabel oder nicht akzeptabel waren? Hier einige Beispiele dafür:

- »Jungen weinen nicht.«
- »Du bist zu alt zum Weinen.«
- »Du mußt die Zähne zusammenbeißen.«
- »Zeige ihnen deine Gefühle nicht.«
- »Mädchen sollten nicht laut und aggressiv werden.«
- »Dein Lachen klingt albern.«
- »Du siehst wirklich häßlich aus, wenn Du weinst.«

Welche Gefühle können Sie jetzt in Ihrem Leben problemlos ausdrücken? Kommen Sie mit der Wut, Traurigkeit, Freude,

Aufregung usw. von anderen Menschen klar? Gibt es einige Gefühle, vor denen Sie sich fürchten, weil Sie Angst haben, sie überzubewerten oder die Kontrolle darüber zu verlieren? Schreiben Sie so viele Informationen auf wie möglich, ohne sie zu bewerten oder sich dafür zu kritisieren.

Lassen Sie genügend Platz, um weitere Informationen hinzufügen zu können, die Ihnen in den nächsten Tagen zu Bewußtsein kommen. Nehmen Sie als nächstes ein großes, leeres Blatt, und zeichnen Sie einen großen Kreis darauf. Stellen Sie sich vor, daß der Kreis Ihr gesamtes emotionales Potential darstellt. Wenn Sie mit all Ihren Gefühlen klarkommen und in der Lage sind, sie ganz, angemessen und sicher auszudrücken, können Sie den Kreis ganz ausfüllen. Wenn Sie mit den meisten Ihrer Gefühle klarkommen, können Sie den größten Teil des Kreises ausfüllen. Kommen Sie nur mit einigen Gefühlen klar, so können Sie nur einen kleinen Teil des Kreises ausfüllen.

Schattieren Sie nun mit einem Stift instinktiv soviel von dem Kreis, wie es Ihren Gefühlen, mit denen Sie klarkommen, entspricht. Lassen Sie Bereiche für die Gefühle frei, die Sie nicht haben oder die Sie sich nicht auszudrücken getrauen. Lassen Sie auch Bereiche für die Gefühle frei, denen Sie sich nicht sicher sind oder bei denen Sie Angst haben, die Kontrolle zu verlieren, wenn Sie sie ausdrücken. Wenn es Ihnen hilft, können Sie einige der Gefühle in den Kreis schreiben, so daß Sie zum Beispiel den Bereich »Traurigkeit« dunkel schattieren (Sie kommen damit klar), den Bereich »Wut« freilassen (Sie kommen nicht damit klar) und den Bereich »Aufregung« hell schattieren (Sie kommen nur zum Teil damit klar).

Durch die Informationen, die Sie festgehalten haben, kann ein Wandlungsprozeß Ihre Gefühle betreffend einsetzen. Außerdem vermitteln sie Ihnen Einsichten, die Ihnen bei den nächsten Entwicklungsschritten helfen. Es kann hilfreich sein, wenn Sie den Kreis mit Ihrem emotionalen Potential regelmäßig wieder zeichnen, so daß Sie Verbesserungen in Ihrer Ge-

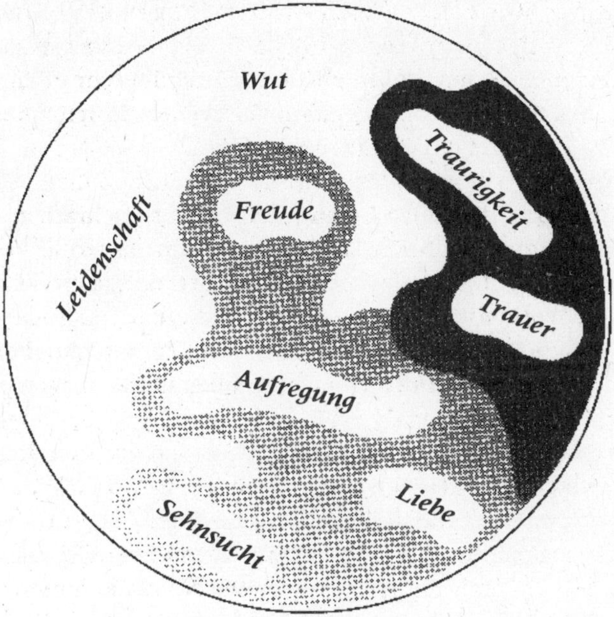

fühlswelt erkennen können. Die Informationen, die Sie festhalten, könnten das Ausgangsmaterial für einige neue, positive Affirmationen bilden. Im folgenden finden Sie einige Beispiele hierfür.

Affirmationen zum Heilen von Gefühlen:

✧ Ich bin mir meiner Gefühle sicher.
✧ Ich kann meine Gefühle mühelos ausdrücken.
✧ Ich freunde mich mit meinen Gefühlen an.
✧ Ich fühle mich sicher mit meiner Liebe.
✧ Meine Gefühle sind immer ausgeglichen.
✧ Ich befreie meine emotionale Kraft und drücke sie aus.

Die Botschaften aus der Vergangenheit umwandeln

Hier einige Beispiele dafür, wie alte Botschaften der Eltern in neue, positive Aussagen umgewandelt werden können:

Beispiele:

✧ »Mein Vater konnte sehr wütend und leidenschaftlich werden, wenn er politische Diskussionen führte, aber er weinte nie in unserer Gegenwart und war auch kein besonders fröhlicher Mensch.«

✧ »Meine Mutter weinte viel, fast zuviel. Sie weinte eher, als daß sie wütend wurde oder ein Problem direkt anging.«

Affirmationen:

✧ Ich fühle mich sicher, wenn ich weine.

✧ Es fällt mir leicht, mit meiner Wut umzugehen.

✧ Meine Gefühle von Angst, Traurigkeit, Leidenschaft und Freude sind im gesunden Gleichgewicht.

✧ Es fällt mir leicht, meine Gefühle spontan auszudrücken, und ich fühle mich sicher dabei.

Beispiel:

✧ »Mein Vater war zu Hause ein sehr liebevoller und sensibler Mensch, aber nach außen hin verhielt er sich ganz anders. In der Öffentlichkeit wurde von uns allen erwartet, uns ganz wie mein Vater zusammenzureißen und keine Szene zu machen.«

Affirmationen:

✧ Es macht mir nichts aus, in der Gegenwart anderer Menschen meine Gefühle zu zeigen.

✧ Meine Liebe und Sensibilität unterstützt mich immer und überall.

Beispiele:

✧ »Du mußt die Zähne zusammenbeißen.«

✧ »Zeige ihnen deine Gefühle nicht.«

Affirmation:

✧ Ich darf meine Gefühle zeigen.

Beispiel:

✧ »Mädchen sollten nicht laut und aggressiv werden.«

Affirmation:

✧ Ich erlaube mir, eine starke, leidenschaftliche Frau zu sein.

Beispiel:

✧ »Du siehst wirklich häßlich aus, wenn du weinst.«

Affirmation:

✧ Meine Gefühle sind schön, und ich bin es auch.

Verwandeln Sie jetzt Ihre eigenen negativen Botschaften aus der Vergangenheit in positive Affirmationen, die Sie regelmäßig verwenden.

Visualisierung: Das eigene emotionale Potential erforschen

Suchen Sie sich ein ruhiges, bequemes Plätzchen, nehmen Sie den Telefonhörer von der Gabel, und sorgen Sie dafür, daß Sie nicht gestört werden. Setzen Sie sich auf einen Stuhl oder Sessel mit Rückenlehne, sitzen Sie entspannt und gelöst, mit leicht geöffneten und nicht übereinandergeschlagen Beinen, und lassen Sie die Arme locker herabhängen. Wenn Sie wollen, können Sie sich auch hinlegen, aber achten Sie auch hierbei darauf, eine offene Körperhaltung einzunehmen und sich nicht zusammenzurollen.

Visualisierungstext
Lege eine Hand auf den Bauch, und fühle einfach, wie dein Bauch sich hebt und senkt, während du atmest. Atme tief ein und aus, und stell dir vor, daß dein Atem dir hilft, mit deinen Gefühlen Kontakt aufzunehmen. Jeder Atemzug stimuliert und befreit gefangene emotionale Energie in dir behutsam und löst die Belastungen und Spannungen der Vergangenheit. Wenn Gefühle in dir hochkommen, dann atme einfach in sie hinein und lasse zu, daß sie da sind. Wenn nicht, dann vertraue einfach darauf, daß eine emotionale Heilung in dir stattfindet.

Stell dir vor, daß deine Gefühlswelt ein Garten mit schönen Blumen ist, und stelle dir vor, wie du das Unkraut in diesem Garten jätest, damit die Blumen problemlos wachsen und gedeihen können. Entferne im Geiste den Müll negativer oder einengender Gedanken, ziehe das Unkraut alter Vorurteile heraus und wässere deine Gefühle sorgfältig mit liebevoller Akzeptanz. Stell sie dir stärker, farbiger und schöner vor, üppig und duftend, voller Kreativität und Selbstheilungskräfte. Während ich dies schreibe, denke ich an voll aufgeblühte, samtige Rosen. Doch verwende deine eigene Vorstellungskraft, um dir deinen eigenen Garten zu schaffen oder vielleicht sogar ein ganz anderes Bild. Es ist wichtig, daß es eine Bedeutung für dich hat.

Stell dir dich selbst vor, wie du deine Gefühle in allen Lebensbereichen sicher und wirkungsvoll ausdrückst, ehrlich bist, was deine Gefühle in all deinen Beziehungen betrifft, und emotionale Spannung leicht und mit Freude löst. Frage dich im Geiste: *»Was muß ich in meinem Leben gerade jetzt ausdrücken?«* und *»Was kann ich tun, um meine Gefühle zu heilen?«* Laß dir Zeit, Einsichten, Eindrücke und Gefühle, die dir in den Sinn kommen, wahrzunehmen. Du könntest dich auch fragen: *»Welche emotionalen Muster tragen zu meiner Krankheit/meinem Problem/Leiden bei?«*

Sagen Sie sich nach Abschluß dieser Visualisierung einige Male:
✧ Ich bin willens, die heilende Kraft meiner Gefühle zu nutzen.

Schreiben Sie alle Einsichten, die Sie während dieser Visualisierung hatten, auf, oder sprechen Sie sie auf Band, und handeln Sie danach!

Der psychische Aspekt von Krankheiten

Was sagen Krankheiten über unseren emotionalen Zustand und unsere Fähigkeit, Gefühle auszudrücken, aus? Der emotionale Zustand einer Person spielt fraglos in allen Heilungsbereichen eine wichtige Rolle: Wenn eine Krankheit oder ein inneres Ungleichgewicht vorliegt, gibt es im allgemeinen einen emotionalen Faktor, der beachtet und angegangen werden muß. In einigen Fällen sind die Gefühle hauptsächlich mitverantwortlich für den Zustand oder das Problem. In anderen Fällen haben sie keinen bedeutenden Anteil an der ursprünglichen Ursache, aber sie werden wichtig, wenn die ersten Symptome zutage getreten sind.

Krankheit läßt sich als Ausdruck eines inneren Konflikts bezeichnen. Wenn unter der Oberfläche eine geistige, emotionale oder spirituelle Spannung vorhanden ist, die unser Wohlbefinden beeinträchtigt, versuchen wir, diese Spannung auszudrücken und zu lösen. Wenn wir nicht gelernt haben, auf eine andere Weise damit umzugehen, tun wir dies, indem wir Symptome schaffen. Ein Symptom ist ein Signal dafür, daß unter der Oberfläche ein inneres Ungleichgewicht vorhanden ist; es ist ein Hinweis für uns und andere, daß wir Aufmerksamkeit und Pflege benötigen. Die Ursache dieses inneren Ungleichgewichts ist selten rein physischer Natur.

Gefühle und Verletzungen

Wir halten unsere Verletzungen oft für rein physisch. Wir schneiden uns in den Finger, brechen uns ein Bein oder tragen bei einem Unfall eine Wirbelsäulenverletzung davon, und wir können eine körperliche Ursache für unser Problem verantwortlich machen. Unser psychischer Zustand und unsere aktuelle Gefühlslage könnten jedoch für die Verletzung mitverantwortlich sein und auch unsere Genesung und unsere Fähigkeit, mit unseren Symptomen umzugehen, beeinflussen.

Das zeitliche Zusammentreffen einer Verletzung mit anderen Gegebenheiten spielt oft eine wichtige Rolle, und es ist immer sinnvoll, wenn Sie sich fragen, was zu dem Zeitpunkt, zu dem Sie sich eine Verletzung zugezogen haben, in Ihrem Leben los war. Was geschah um Sie herum, und welche Gedanken und Gefühle hatten Sie? Die Ereignisse im Zusammenhang mit der Genesung sind auch wichtig. Was geschieht um Sie herum und in Ihnen, wenn Ihre Schmerzen nachlassen oder Ihr Körper sich regeneriert?

Ralphs Geschichte

Ralph, ein freundlicher und rechtschaffener Mann Mitte Sechzig, kam wegen Rückenproblemen zu einer Heilbehandlung mit Handauflegen und Entspannungsübungen zu mir. Ralph war sehr emotional, aber konnte wie viele Männer, besonders ältere Männer, viele seiner Gefühle nicht erkennen und preisgeben. Er hatte immer ausgezeichnet für seine Frau und seine Familie gesorgt und die traditionelle männliche Rolle mit viel Liebe und Einsatz erfüllt, obwohl es nicht immer leicht für ihn gewesen war. Wie er es hatte absehen können, waren seine erwachsenen Kinder aus dem Elternhaus ausgezogen. Er und seine Frau lebten dann allein in dem großen Haus, für das sie eine langfristige Hypothek abbezahlen mußten. Als er ins Rentenalter kam, machte Ralph verschiedene Kapitalanlagen, von denen er sich versprach, daß sie mit den Renditen immer genug Geld haben würden, um die monatlichen Zahlungen für das Haus zu leisten und ihre Rente aufzubessern.

Eine Weile ging alles gut. Ralph und seine Frau konnten die Rechnungen bezahlen, das Haus halten und hatten noch etwas Geld übrig, um sich einigen Luxus zu leisten und ihre Kinder finanziell zu unterstützen. Dann traten einige unerwartete Ereignisse ein. Ein paar von Ralphs Kapitalanlagen stellten sich als Reinfall heraus, so daß er Geld verlor, und dann wurden die Zinssätze gesenkt, wodurch seine »sicheren« Kapitalanlagen weniger Geld abwarfen. Noch dazu stellten sie fest, daß das Dach ihres Hauses repariert werden mußte – kurz, das Geld reichte nicht mehr. Sie sahen die einzige Lösung für das Problem darin, das Haus zum Verkauf anzubieten und den größtmöglichen Gewinn dafür rauszuholen.

Ralph hatte Schuldgefühle, weil er sein Geld teilweise schlecht angelegt hatte, und war traurig und bekümmert, daß er und seine Frau das Haus verkaufen mußten. Er hatte das Gefühl, als Versorger seiner Familie versagt zu haben. Er war jedoch der Ansicht, daß er ihretwegen gute Miene zum bösen Spiel machen müßte, und er fand ziemlich schnell einen Käufer für das Haus. Sie fanden ein kleineres Haus, das sie sich leisten konnten, und bereiteten den Umzug vor. Zu diesem Zeitpunkt bekam Ralph Rückenprobleme.

Ralph packte Porzellan ein und bückte sich, um eine Vase aufzuheben. Da bekam er einen Hexenschuß, der mit einer zeitweiligen Bewegungsunfähigkeit und stechenden Kreuzschmerzen einherging. Während des gesamten Umzugs mußte Ralph wegen seines Ischiassyndroms liegen, und seine Familie kümmerte sich um das Packen, den Transport und das Auspacken ihrer Habseligkeiten. Als Ralph zu mir kam, ging es ihm besser, nachdem er in ärztlicher und physiotherapeutischer Behandlung gewesen war, aber er hatte immer noch große Schmerzen und war sehr frustriert.

Ralph begann, über seine Erfahrungen zu sprechen, und ließ das erstemal einige seiner Gefühle zu. Er war fest davon überzeugt, daß er stark bleiben, gute Miene zum bösen Spiel machen und mit seiner Situation fertig werden müsse. Seine Unfähigkeit, Gefühle auszudrücken, hatte erheblich zu der seelischen Belastung durch den Umzug beigetragen. Er machte sich Vorwürfe über das, was geschehen war, gab sich selbst die Schuld für die Entscheidungen, die er getroffen hatte, und strafte sich mit seinen Schuldzuweisungen.

Ich half Ralph, sich von einigen seiner Überzeugungen zu befreien, und riet ihm, sich nicht mehr selbst zu bestrafen. Ich erklärte ihm auch, daß es wichtig für ihn sei, seinen emotionalen Schmerz zuzulassen und auszudrücken, um seine Wirbelsäulenerkrankung weiter zu heilen und die Schmerzen loszuwerden. Am Ende der ersten Sitzung fühlte sich Ralph besser. Bei der dritten Sitzung war er in der Lage, offener über seine Gefühle zu sprechen und vergoß sogar ein paar Tränen. Danach ließen seine Schmerzen nach, und er seufzte vor Erleichterung auf. Ich gab ihm einige Affirmationen, die ihm helfen sollten, sich an sein neues Leben anzupassen und die Vergangenheit hinter sich zu lassen. Dazu gehörten:

- ✧ Ich bin willens, mir zu vergeben.
- ✧ Ich erlaube mir, all meine Gefühle auszudrücken.
- ✧ Ich gestatte mir, um Hilfe zu bitten, wenn ich sie brauche.
- ✧ Ich vertraue darauf, daß ich noch gute Erfahrungen in meinem Leben mache.
- ✧ Ich bin körperlich und seelisch gesund.
- ✧ Ich werde immer dabei unterstützt, die richtigen Entscheidungen zu treffen.

Ralph kam weiterhin zu mir, und ich verfolgte, wie er sich an die Veränderungen in seinem Leben anpaßte und mit weiteren seiner unterdrückten Gefühle ins reine kam. Binnen kurzer Zeit erkannten er und seine Frau, daß sie in ihrem neuen Haus viel glücklicher waren. Sie wohnten jetzt in der Nähe ihres Freundeskreises, und das neue Haus war leichter instandzuhalten als ihr altes. Sie brauchten zwar einige Zeit, um ihre Finanzen zu reorganisieren, aber sie fühlten sich immer freier, als sie erkannten, daß ihre finanziellen Verpflichtungen erheblich abgenommen hatten. Nach einiger Zeit begannen sich einige von Ralphs erfolgreicheren Kapitalanlagen zu rentieren, und sie konnten auch einmal in Urlaub fahren, was ihnen nicht möglich gewesen wäre, wenn sie in ihrem alten Haus geblieben wären.

Gefühle und Krankheiten

Alle Krankheiten und Infektionen, die wir in unserem Körper hervorrufen, haben eine mentale und emotionale Komponente.

Es ist immer sinnvoll, sich zu fragen: *»Welche Überzeugungen und Gefühle tragen zu diesem Zustand bei?« »Ist es wichtig für mich, etwas an meinen Überzeugungen zu ändern, um mich zu heilen?« »Welche Gefühle muß ich zulassen und ausdrücken, um mich zu heilen?«*

Bei einer Erkrankung sind die Gefühle, die mit unseren Symptomen Hand in Hand gehen, die ersten Hinweise auf unseren emotionalen Zustand. Wir können uns fragen: *»Was fühle ich durch diese Krankheit?«* Wenn eine Grippe Sie zum Beispiel traurig macht, könnte eine zuvor nicht ausgedrückte Traurigkeit zu Ihrem Zustand beigetragen haben. Durch eine Grippe entgiften wir uns oft. Sie hilft unserem Körper, sich von angesammeltem Ballast zu befreien, und unserem emotionalen Selbst, nicht ausgedrückte Gefühle herauszulassen. Sie hilft uns auch, die Spannung, die durch negative und abwertende Gedanken entstanden ist, zu lösen.

Wenn Sie eine Grippe haben, erlangt es deshalb eine Bedeutung, daß Sie den Gefühlen, die Sie haben, trauen und mit ihnen arbeiten, anstatt sie zu verneinen.

In gleicher Weise ist es wichtig, Gedanken und Gefühlen Beachtung zu schenken, wenn eine ernstere Erkrankung, wie zum Beispiel Krebs, auftritt. Sollte die Diagnose einer Krebserkrankung bei Ihnen Schock, Wut und Trauer auslösen, dann wäre es hilfreich, diesen Gefühlen auf den Grund zu gehen, da sie zu der Entstehung der Krankheit beigetragen haben und durchaus den Weg zu Heilungsmöglichkeiten weisen könnten. Durch Ihre Bereitwilligkeit, Ihre Gefühle zuzulassen, können Sie die Wirksamkeit der gewählten Behandlungsmethoden unterstützen und dazu beitragen, dem Wiederauftreten der Erkrankung vorzubeugen. Nach meinen Erfahrungen besteht bei vielen Krebsarten ein Zusammenhang mit starken, nicht ausgedrückten Gefühlen, besonders Wut.

Unsere Gefühle haben ihre eigene Weisheit. Wenn wir ihnen vertrauen und uns erlauben, sie zu haben, können sie uns helfen, gesund zu werden. Gefühle sind kreative Energie. Wenn wir sie zulassen, ausdrücken und herauslassen, ermöglichen sie uns, wundervolle Erfahrungen in unserem Leben zu schaffen. Sie bringen Farbe in unsere Beziehungen und regen die Suche nach dem Spirituellen an. Wenn wir sie dagegen verneinen, sie in uns hineinfressen oder uns durch negative oder angstvolle Gedanken in sie hineinsteigern, laufen wir Gefahr, diese kreative Energie gegen uns selbst zu richten, und dann können sie zu Krankheit und Disharmonie beitragen.

Gefühle und chronische Krankheiten

Bei chronischen Erkrankungen spielt sogar eine noch größere Rolle, seine momentanen Gefühle zu zeigen. Es ist hilfreich, diesen Gefühlen auf den Grund zu gehen und sie zu heilen, um einer weiteren Verschlechterung des Krankheitsbildes vorzubeugen und die Symptome erfolgreich zu behandeln. Wenn wir zum Beispiel noch Spuren von alten Verletzungen oder schwächenden Erkrankungen im Körper haben, können wir körperlich bedingte Schmerzen haben, die in direktem Zusammenhang mit dem Zustand selbst stehen. Diese Schmerzen können jedoch durch mentale und emotionale Faktoren erheblich verstärkt werden. Ein nicht ausgedrückter emotionaler Schmerz wird oft als zusätzlicher körperlicher Schmerz empfunden. Das gleiche gilt für Selbsthaß, Selbstkritik und Schuld. Vereinfacht läßt sich sagen, daß unsere ungelösten Probleme und nicht ausgedrückten Gefühle sich oft als körperliche Schwachstellen manifestieren.

Ich denke, daß Schmerzmittel zu den segensreichen Errungenschaften der modernen Medizin zählen, die es vielen Menschen ermöglichen, würdevoll und relativ beschwerdefrei zu leben. Ich denke jedoch auch, daß sie überbewertet und daher zu oft eingenommen werden. Schmerzen sind ein Warnsignal dafür, daß etwas nicht stimmt. Sie weisen darauf hin, daß es etwas gibt, das es zu ändern oder zu klären gilt. Wenn wir auf die Schmerzen hören und uns um sie kümmern, kann uns das helfen, die Veränderungen an Körper und Geist vorzunehmen, die notwendig sind, um die Ursache der Schmerzen zu beheben oder die Schmerzen zumindest zu vermindern. Wenn wir die Schmerzen mit Medikamenten »abstellen«, behandeln wir nicht deren Ursache und versperren uns deshalb den Weg zu potentiellen Heilungsmöglichkeiten.

Bei chronischen Erkrankungen, die mit ständigen Schmerzen einhergehen, ist es wichtig, die geeigneten Entscheidungen für eine effektive Schmerzbekämpfung zu treffen. Gleichzeitig ist es aber auch wichtig, auf sich selbst zu hören, um der Erkrankung zugrunde liegende emotionale und psychische Probleme anzugehen. Das kann bedeuten, sich medizinischen Rat zu holen, inwieweit Schmerzmittel eingeschränkt werden könnten und wie sich die Schmerztherapie durch eine unterstützende Behandlung mit Entspannungstechniken, regelmäßigen Sitzungen bei einem Heiler, eine psychologische Beratung oder andere unterstützende Therapien ergänzen ließe. Gehen Sie mit Ihren Schmerzen so um, daß Sie Ihre Selbstheilungskräfte nicht dabei unterdrücken.

Eine der effektivsten Möglichkeiten, einen emotionalen Heilungsprozeß in Gang zu setzen, ist, die Erkrankung oder das Problem zu akzeptieren und zu vergeben. Es mag Ihnen seltsam anmuten, Ihrer Krankheit zu »vergeben« oder Ihren Zustand »lieben zu lernen«, aber unsere Krankheiten und Probleme repräsentieren einen Teil von uns. Es ist wichtig für uns, diesen Teil von uns zu akzeptieren, um gesund zu werden. Die Energie, die wir aufwenden, um unseren Zustand zu hassen oder zu verabscheuen, führt eher dazu, daß wir daran festhalten, während die Energie der Liebe eine Wandlungskraft hat.

Übung: Der Krankheit/dem Problem vergeben

Nehmen Sie Stift und Papier zur Hand, und erstellen Sie eine Liste mit Ihren Krankheitssymptomen und Problemen. Diese

Liste könnte körperliche Probleme wie Erkrankungen, Verletzungen oder ein körperliches Ungleichgewicht, geistig-seelische Probleme wie Verwirrung oder eine negative Lebenseinstellung oder emotionale Probleme wie Depression, Eifersucht oder Angstausbrüche umfassen. Im folgenden finden Sie einige Beispiele dafür (sie sind nur als Ausgangsmaterial für Ihre eigenen Gedanken gedacht und stellen keine umfassende Liste dar):

Zustand	**Symptome**
Arthritis	Schmerzen in den Gelenken, Unbeweglichkeit.
Magengeschwür	Magenschmerzen, Verstopfung.
Migräne	Übelkeit, Kopfschmerzen, Lichtempfindlichkeit.
Depression	Passivität, Leere, Müdigkeit, Gefühlskälte.
Wutausbruch	Kontrollverlust, destruktive Aussagen oder Handlungen, die die Freundschaften und Familienbeziehungen belasten, periodisch auftretende Gefühle großer Schuld und Reue.
Wiederkehrende Muster von Selbstkritik	Mangelndes Selbstwertgefühl, Schuld, Schmerz und Selbstbestrafung.

Formulieren Sie anschließend eine Reihe von positiven Aussagen für jeden Punkt auf Ihrer Liste. Die folgenden Vorschläge können Ihnen als Anhaltspunkte dienen:

✧ Ich vergebe meinem/meiner ... (Zustand)

✧ Ich vergebe mir selbst dafür, daß ich ... (Symptome oder Auswirkungen) habe/bin.

- ✧ Ich löse mich in Liebe von … (Zustand, Symptome oder Auswirkungen)
- ✧ Ich schaffe jetzt neue Heilungsmöglichkeiten.

Hier einige Beispiele:
- ✧ Ich vergebe meiner Arthritis.
- ✧ Ich vergebe mir selbst dafür, daß meine Gelenke schmerzen und ich unbeweglich bin.
- ✧ Ich löse mich in Liebe von meiner Arthritis, meinen schmerzenden Gelenken und meiner Unbeweglichkeit.
- ✧ Ich schaffe jetzt neue Heilungsmöglichkeiten.

- ✧ Ich vergebe meiner Depression.
- ✧ Ich vergebe mir selbst dafür, daß ich passiv bin und nichts fühle.
- ✧ Ich löse mich in Liebe von meiner Depression, Passivität und Gefühllosigkeit.
- ✧ Ich schaffe jetzt neue Heilungsmöglichkeiten.

Die ersten drei Aussagen der beiden obigen Beispiele sind nicht zur regelmäßigen Verwendung geeignet. Im Unterschied zu den Affirmationen, mit denen wir uns bisher befaßt haben, dienen sie eher zum einmaligen oder gelegentlichen Ausdruck von Vergebung und Befreiung. Der Grund dafür liegt darin, daß wir uns zu sehr auf die Dinge konzentrieren, von denen wir uns befreien wollen, wenn wir diese Aussagen immer wieder wiederholen. Die vierte Aussage läßt sich immer als Affirmation verwenden, weil sie auf etwas Positives, das wir schaffen wollen, gerichtet ist.

Lesen Sie Ihre Aussagen ein paarmal durch, idealerweise laut, damit Sie den Klang Ihrer Stimme hören. Noch besser ist es, wenn Sie vor einen Spiegel treten und sie sich ein- oder zweimal vorsagen, während Sie Ihr Spiegelbild betrachten. Sprechen Sie langsam und deutlich, und achten Sie darauf, dabei tief zu atmen. Sprechen Sie anschließend einige allgemeine Affirmationen für Gesundheit, Wohlbefinden und Vergebung, die nicht auf Ihren Zustand ausgerichtet sind. Hier einige Vorschläge:

- ✧ Ich vergebe mir alles.
- ✧ Ich bin willens, mir zu vergeben und loszulassen.
- ✧ Ich erlaube mir, meinen Zustand zu heilen.
- ✧ Ich liebe jeden Teil von mir.
- ✧ Ich ziehe die Behandlungen, Hilfe und Unterstützung an, die ich brauche.

Und noch einmal:

- ✧ Ich schaffe jetzt neue Heilungsmöglichkeiten.

Wenn Ihre Aussagen oder Affirmationen Gefühle bei Ihnen hervorrufen und Wut, Groll, Freude, Angst, Aufregung oder Schmerz an die Oberfläche gelangen, dann lassen Sie diese Empfindungen zu. Emotionale Veränderungen sind Teil des Heilungsprozesses; es kann Ihnen zu Anfang komisch vorkommen, wenn Gefühle hochkommen. Atmen Sie in sie hinein, tun Sie Ihr Bestes, sie zu akzeptieren, sprechen Sie sich Mut zu, und verwenden Sie einige Affirmationen, die Ihnen emotionale Sicherheit geben.

Es braucht Übung, Gefühle zuzulassen und auszudrücken, besonders wenn man lange Zeit dazu unfähig war. Es ist also wichtig, daß Sie geduldig und behutsam mit sich umgehen. Die folgenden Vorschläge können Ihnen dabei helfen:

Zehn Arten, Ihre Gefühle zuzulassen und auszudrücken

1. Sprechen Sie Ihre Gefühle aus, sobald Sie sie wahrnehmen. Wir machen oft den Fehler zu meinen, unsere Gefühle seien von zu geringer Bedeutung und nicht erwähnenswert. Wir beißen oft nur die Zähne zusammen und machen weiter – ein Prozeß, bei dem sich Traurigkeit und Groll aufstauen. Wenn wir statt dessen einfach sagen: »Ich bin traurig darüber« oder

»Bitte hör auf damit, es macht mich wütend«, sind wir in der Lage, im richtigen Augenblick gefühlsmäßig zu reagieren und Dampf abzulassen, ehe sie sich aufstauen und eine übersteigerte Reaktion auslösen.

Wenn Sie es nicht schaffen, Ihre Gefühle jemandem anderen gegenüber auszusprechen, dann sprechen Sie sie zumindest sich selbst gegenüber aus! Es ist gesund, Gefühle zu empfinden, auszudrücken und herauszulassen; es ist ungesund, sie zu verneinen, hinunterzuschlucken und sich an sie festzuklammern.

2. Machen Sie Rollenspiele mit Ihren Gefühlen. Wenn es etwas gibt, das Sie einer anderen Person gegenüber ausdrücken möchten und sie oder er nicht da ist oder Ihnen nicht zuhören kann, können Sie das Gespräch in einem Rollenspiel nachahmen. Suchen Sie sich ein ruhiges Plätzchen, wo Sie nicht gestört werden, und setzen Sie sich bequem hin. Stellen Sie sich vor, daß die Person, mit der Sie sprechen wollen, Ihnen gegenüber sitzt, und sprechen Sie mit ihr. Sagen Sie, wie Sie sich fühlen. Sagen Sie, wenn Sie wütend sind: »Ich bin wütend«, und erklären Sie, warum. Wenn Sie traurig sind, dann sagen Sie es, und geben Sie die Gründe dafür an. Wenn Sie sagen möchten, daß Sie diese Person lieben, dann sagen Sie es ein paarmal, bis Sie ein stärkeres Gefühl für das bekommen, was Sie sagen. Es ist in Ordnung, wenn Sie sich wiederholen. Das hilft Ihnen, Zugang zu Ihren Gefühlen zu bekommen und sie zu klären.

   Stellen Sie sich zum Abschluß vor, daß die Person, mit der Sie gesprochen haben, von einem heilenden Licht umgeben ist, und lassen Sie das Bild dann verblassen. Sehen Sie im Geiste, wie auch Sie von einem heilenden Licht umgeben sind, und sprechen Sie sich Mut und Unterstützung zu. Sie könnten sagen:

   ✧ Ich bin sicher.
   ✧ Ich bin sicher mit meinen Gefühlen.
   ✧ Ich vertraue auf meine innere Weisheit.

3. Schreiben Sie auf, was Sie fühlen, oder sprechen Sie es auf Band. Es ist wichtig, daß Sie Ihre Gedanken und Gefühle herauslassen, um zu verhindern, daß sie sich aufstauen. Wenn Sie ihre Gefühle niederschreiben oder darüber sprechen, werden sie oft klarer, faßbarer. Manchmal ist es sinnvoll, die Aufzeichnungen oder Aufnahmen zu behalten, und manchmal hat der symbolische Akt, das Papier zu zerreißen oder das Band zu löschen, eine heilende Wirkung. Entscheiden Sie selbst, was für Sie das Beste ist. Ihr gesammeltes Material kann auch eine gute Grundlage für neue, positive Affirmationen darstellen.
4. Ziehen Sie eine Beratung oder Therapie in Betracht. Es gibt viele analytische Ansätze und psychotherapeutische Maßnahmen, und jeder muß für sich selbst herausfinden, was für ihn geeignet ist. Es ist nicht unbedingt immer angebracht, sich auf die Dauer von einer Therapie abhängig zu machen, aber wenn Sie professionelle Hilfe suchen, um ein bestimmtes emotionales Problem zu klären, können Sie sich anstehende Entwicklungsschritte erleichtern und den emotionalen Heilungsprozeß ankurbeln. Ein Beratungsgespräch mit einem sensiblen, professionellen Zuhörer ist immer eine gute Idee. Es hilft uns, unsere Gedanken zu sortieren, unsere Erfahrungen richtig einzuordnen und neue, positive Entscheidungen zu treffen.
5. Gönnen Sie sich Momente, in denen Sie zur Ruhe und Besinnung kommen. Wir sind die meiste Zeit unseres Lebens in Aktion, so daß kaum Zeit bleibt, auf unsere Gefühle zu hören und sie wahrzunehmen. Einige Menschen suchen sogar bewußt eine umtriebige Atmosphäre, damit sie sich nicht mir ihren Gefühlen auseinandersetzen müssen. Wenn Sie regelmäßig zur Ruhe und Besinnung kommen, hilft Ihnen das, Ihre inneren Bedürfnisse und Wünsche nicht zu vernachlässigen.
6. Finden Sie harmlose Methoden, um sich von Ihrer Wut zu

befreien. Man kann aufgestaute Wut oft durch ungefährliche, körperliche Aktivität loswerden. Schlagen Sie auf ein Kissen ein, verausgaben Sie sich bei einer anstrengenden sportlichen Betätigung, oder schreien Sie aus vollem Hals. Achten Sie nur darauf, daß Sie Aktivitäten wählen, die Ihren körperlichen Fähigkeiten entsprechen, und daß sie wirklich keine Gefahr für Sie und Ihre Mitmenschen darstellen.

7. Nehmen Sie Ihr zwanghaftes Verhalten wahr, und ändern Sie es. Was tun Sie, um Ihre Gefühle zu unterdrücken? Einige Menschen essen zuviel, einige trinken zuviel Alkohol, und einige rauchen zuviel. Einige haben andere zwanghafte Verhaltensmuster. Sie bekommen zum Beispiel einen Putzfimmel oder machen aus jeder Kleinigkeit eine Riesentragödie. Die Dinge, die wir zwanghaft tun, könnten ein Deckmantel für nicht ausgedrückte emotionale Bedürfnisse, Wünsche und Konflikte sein.

   Manchmal ist es hilfreich, uns, bevor wir etwas essen, Alkohol trinken oder eine Zigarette anzünden, zu fragen: *»Welches Bedürfnis habe ich wirklich?«*, *»Was fühle ich gerade?«* und *»Wie kann ich jetzt am besten für mich sorgen?«* Wenn wir uns um diese Bedürfnisse und Gefühle kümmern, kommt es erst gar nicht zu einer zwanghaften Handlung. Bei einigen zwanghaften Verhaltensmustern ist es unter Umständen notwendig, sich Hilfe bei einem Arzt, Psychologen oder Heiler zu suchen. Außerdem können Selbsthilfegruppen, zum Beispiel die Anonymen Alkoholiker, die Anonymen Drogensüchtigen und die Anonymen Eßsüchtigen, wertvolle Unterstützung bieten.

8. Lassen Sie es zu, sich von Dingen seelisch berühren und inspirieren zu lassen. Was bewegt Sie? Was entfesselt Ihre Leidenschaft oder regt sie an, die Initiative zu ergreifen? Alles, von alten Liebesfilmen bis hin zu einem schönen Musikstück, kann schöne Gefühle hervorrufen. Wenn wir die Dinge entdecken, die uns berühren, können wir lernen, sie konstruk-

tiv einzusetzen, um mit unseren Gefühlen und Wünschen in Kontakt zu bleiben.

9. Lernen Sie wahrzunehmen, wie Sie Gefühle abschalten, und entscheiden Sie sich, sie wieder »anzuknipsen«. Viele Menschen haben Verteidigungsmechanismen entwickelt, um sich vor potentiellen emotionalen Verletzungen ihrer Gefühle zu schützen. Einige Menschen reagieren mit zynischen Denk- und Verhaltensmustern, um ihre echten Gefühle zu verbergen. Es ist sicher auch wichtig im Leben, Dinge in Frage zu stellen und ihren Wert sorgsam abzuwägen, aber wenn wir uns aufgrund unserer erlernten zynischen Reaktionen um Erfahrungen, um Beziehungen oder Intimität bringen, dann ist das Selbstbetrug. Zynismus entsteht auf der Grundlage von Angst, er raubt uns Energie, schränkt unsere Möglichkeiten ein und hat negative Auswirkungen auf eine natürliche, gesunde Lebensweise.

Einige Menschen sind sehr geschickt darin, Humor als Verteidigungsmechanismus einzusetzen. Sie haben als Kind vielleicht gelernt, daß Sie emotional belastende Situationen entschärfen können, wenn Sie Ihre Eltern, Lehrer oder andere Kinder zum Lachen bringen. Als Erwachsene reißen wir Witze, wenn wir verletzt sind. Wenn andere uns erzählen, daß sie uns lieben, wenn wir nicht zugeben wollen, daß jemand wütend auf uns ist, oder wenn wir selbst auf jemanden wütend sind. Einige Menschen lachen, wenn Ihnen eigentlich zum Weinen zumute ist, und das ist nicht immer förderlich für die Gesundheit. Humor und Lachen sind starke Selbstheilungswerkzeuge. Das gilt jedoch nicht, wenn wir sie als Mittel benutzen, um unsere Gefühle zu verbergen: Für unsere Selbstheilung ist es wichtig, daß wir auf unsere Gefühle hören, unsere typischen Reaktionen wahrnehmen, uns entscheiden, anders zu handeln oder zu denken, und unser Verhalten ändern, anstatt unsere Gefühle zu verleugnen. Wie für alles Besondere muß man sich dazu besonders anstrengen.

10. Suchen Sie ein engeres und ehrlicheres Verhältnis zu anderen Menschen. Eine Möglichkeit, unsere Gefühle zu blockieren und zu verleugnen, besteht darin, sich von potentiell emotionalen Situationen fernzuhalten. Ich habe Menschen kennengelernt, die Beziehungen abbrechen, weil sie Angst davor haben, ihren Freunden oder Partnern zu nahe zu kommen. Mehr Nähe zu einem anderen Menschen zwingt uns, unsere Gefühle mehr zuzulassen und zu akzeptieren.

Wenn wir in der Kindheit gelernt haben, daß einige unserer Gefühle nicht erwünscht sind, haben wir oft Angst davor, sie zu zeigen. Sobald wir anderen Menschen näherkommen, ist es völlig normal, daß wir ihnen mehr von uns offenbaren, und dabei offenbaren wir unser Inneres auch uns selbst. Wenn wir willens sind, unsere Überzeugungen zu ändern, gefühlsmäßig ehrlicher mit uns selbst zu werden und das Risiko einzugehen, die Nähe zu anderen zu suchen, schaffen wir es auch, von unseren alten Ängsten und Erwartungen loszukommen. Wenn wir unsere Gefühle lieben und akzeptieren, ist es schön, gefühlvoll zu sein!

6.
In der Gegenwart leben

Eine Machtposition

Aus meiner eigenen Entwicklung und meiner Arbeit mit anderen Menschen, denen ich geholfen habe, ihr Leben zu verbessern und zu verändern, habe ich eine der wichtigsten Erkenntnisse überhaupt gewonnen: Es liegt in unserer Macht, uns zum Besseren hin zu verändern. Wie unsere Lebenssituation, unser Gesundheitszustand oder unser gesellschaftlicher Hintergrund auch ist, wir können immer etwas tun, um unser Leben zu heilen und zu verbessern. Es ist einfach nur wichtig zu entdecken, daß wir diese Macht haben, und zu lernen, sie zu nutzen.

Es spielt keine Rolle, was wir in der Vergangenheit getan, welche Fehler wir gemacht, unter was wir gelitten oder welche Verletzungen wir davongetragen haben. Wir können genau in diesem Augenblick neue Entscheidungen treffen, die unser Leben verändern. Viele Menschen fühlen sich schuldig wegen etwas, das sie in der Vergangenheit gemacht oder gesagt haben, wegen einer verpaßten Gelegenheit oder wegen einer falschen Entscheidung, und gehen davon aus, daß ihr Leben deswegen für immer zerstört ist. Sie haben das Gefühl, daß sie wegen eines Fehlers oder einer unglücklichen Fügung des Schicksals kein Glück oder Wohlbefinden verdienen und erreichen können. Noch viel mehr Menschen gelangen zu der Überzeugung, daß das Leben immer wieder in den gleichen Bahnen verläuft. Wenn unsere letzten drei Beziehungen gescheitert sind, dann befürchten wir zum Beispiel, daß die nächste auch nicht halten wird. Das muß aber wirklich nicht so sein. Wir haben die Wahl.

Wichtig ist unsere Bereitwilligkeit, die Änderungen in uns selbst vorzunehmen, durch die sich unser Leben zum Besseren hinwendet. Wenn wir unsere negativen Überzeugungen durch positive ersetzen, unsere alten emotionalen Muster in gesundheitsfördernde umwandeln und für unseren Körper sorgen, öffnen wir uns für ganz andere Erfahrungen. Die Vergangenheit ist passé. Wir haben in der Vergangenheit viele Dinge gelernt, aber wir müssen daran nicht für immer festhalten, besonders wenn unsere Überzeugungen und unser Verhalten unserer Gesundheit und unserem Glück nicht mehr förderlich sind. Jeder neue Augenblick bietet uns die Gelegenheit, unser Leben neu zu gestalten. Wir besitzen alle Möglichkeiten dazu.

Vergangenheit, Gegenwart und Zukunft

Wir leben oft nicht in der Gegenwart. Wir verbringen soviel Zeit damit, uns »Was-wäre-wenn«-Gedanken über die Vergangenheit zu machen oder uns über die Zukunft Dinge auszumalen, von der wir uns das Beste erhoffen oder das Schlimmste befürchten, daß wir das Gute, das sich uns im Hier und Jetzt bietet, manchmal nicht wahrnehmen. Die Gegenwart kann uns zu beängstigend erscheinen – sie birgt so viele Heilungsmöglichkeiten, so viele Lösungen und so viele Gefühle in sich, die wir zu unterdrücken gelernt haben, daß uns jede Ablenkung recht ist. Die Gegenwart besitzt Macht – sie erfordert, daß wir die Verantwortung für uns übernehmen, daß wir die Verantwortung für die Entscheidungen übernehmen, die wir treffen, und daß wir ehrlich sind, was unsere Bedürfnisse, Wünsche und Gefühle angeht.

In der Gegenwart zu leben heißt nicht, die Erinnerungen aus der Vergangenheit oder die Träume für die Zukunft aufzugeben. Es bedeutet vielmehr, sie ins rechte Licht zu rücken, während wir unser Leben weiter gestalten und in der Gegenwart, so gut wir können, unsere Entscheidungen treffen. Es besteht ein großer Unterschied zwischen dem Blick in die Vergangenheit, um uns zu heilen, zu vergeben, daraus zu lernen und uns weiterzuentwickeln, und dem Blick in die Vergangenheit, um ihr nachzutrauern, sich darin zu verlieren und sie in unserem Leben im Hier und Jetzt als Hürde stehen zu lassen. Es besteht auch ein großer Unterschied zwischen positiven Zukunftsplänen, die für uns da, wo wir uns jetzt befinden, möglich sind, und Gedanken über die Zukunft, die uns das jetzige Leben schwermachen. Es ist in Ordnung, wenn wir nach den Sternen greifen, solange wir gleichzeitig den Boden nicht unter den Füßen verlieren.

In die Vergangenheit zurückzublicken ist sinnvoll, weil es uns helfen kann, nachzuvollziehen, was uns in unserem Leben zu dem gemacht hat, was wir sind, und ungelöste Probleme, die unser Leben beeinträchtigen, zu klären. Für die Zukunft zu planen ist wichtig, weil unsere Träume und Wünsche eine positive, zukunftsorientierte Entwicklung in Gang setzen, welche die Entscheidungen, die wir treffen, stark beeinflussen. Es ist jedoch die Gegenwart, in der sich die besten Gelegenheiten für eine Wandlung bieten. Im *Hier und Jetzt* haben wir den größten Einfluß auf unsere Gesundheit, unser Glück und unser Wohlbefinden. Es ist wichtig, daß wir jetzt zuhören, jetzt wahrnehmen, jetzt entscheiden, uns jetzt anpassen und jetzt handeln, um unseren Lebensweg zum Besseren hin zu verändern.

Visualisierung: In der Gegenwart leben

Suchen Sie sich ein ruhiges, bequemes Plätzchen, nehmen Sie den Telefonhörer von der Gabel, und sorgen Sie dafür, daß Sie nicht gestört werden. Setzen Sie sich auf einen Stuhl oder Sessel mit Rückenlehne, sitzen Sie entspannt und gelöst, mit leicht geöffneten und nicht übereinandergeschlagen Beinen, und lassen Sie die Arme locker herabhängen. Wenn Sie wollen, können Sie sich auch hinlegen, aber achten Sie auch hierbei darauf, eine offene Körperhaltung einzunehmen und sich nicht zusammenzurollen.

Visualisierungstext

Atme tief ein und aus, und richte deine Aufmerksamkeit auf deinen Körper und deine Gefühle. Wie und was fühlst du gerade jetzt? Nimm nur wahr, ohne zu bewerten. Stell dir vor, daß die Zellen deines Körpers ein Gedächtnis für alles haben, das dir je passiert ist. Es ist, als seien sie wie ein Computerprogramm darauf programmiert worden, auf all deine Erfahrungen in der Vergangenheit und auf all die Entscheidungen, die du im Laufe des Erwachsenwerdens getroffen hast, zu reagieren. Bis zu einem gewissen Grad reagieren sie jetzt immer noch auf diese zurückliegenden Entscheidungen, auch wenn diese Entscheidungen nicht für dein jetziges Glück und deine Möglichkeiten für die Zukunft von Bedeutung sind.

Stell dir vor, während du weiterhin langsam und tief ein- und ausatmest, wie jede Zelle deines Körpers von strahlendem, goldenem, heilendem Licht durchströmt wird. Das Licht heilt und befreit dich vom Einfluß aller vergangenen Erfahrungen, die dir gerade jetzt nicht helfen, in deinem Leben Gesundheit und Glück zu schaffen. Diese heilende Energie befreit dich von all deinen alten Ängsten, Schuldgefühlen und Schmerzen, es löst negative Gedanken in Nichts auf und öffnet dich für neue, positive Erfahrungen. Stell dir deinen Körper, deinen Geist und deine Gefühle wie neugeboren vor. Sieh dich selbst, wie du neu geschaffen wirst, um voll und ganz in der Gegenwart zu leben, programmiert auf Gesundheit, Freude, Erfüllung und Erfolg.

Sieh dich selbst, wie du voll und ganz in der Gegenwart lebst, wie du Beziehungen eingehst, Gefühle weitergibst und Erfahrungen schaffst, die dir am meisten Vergnügen bereiten, und wie du dich ständig in Gesundheit und Glück erneuerst. Stell dir dich selbst mit einer neuen Freiheit vor, die es dir ermöglicht, ohne Einschränkung das zu tun, was am besten für dich ist. Du wirst nicht mehr von negativen Entscheidungen oder Erfahrungen aus der Vergangenheit gehemmt. Was würdest du jetzt anders machen? Welche neuen Entscheidungen würdest du gerne treffen? Was ist das Positivste, Beste für deine Gesundheit, das du gerade jetzt für dich selbst tun kannst?

Notieren Sie sich am Ende dieser Visualisierung alle Einsichten, die Sie dabei gewonnen haben, und versuchen Sie, danach zu handeln und es in der Gegenwart zu verwirklichen.

Verantwortung und Schuld

Ein Grund dafür, daß wir manchmal vor der Macht des Gegenwärtigen Angst haben oder uns davor flüchten, ist, weil wir uns fürchten, Verantwortung für unser Leben zu übernehmen. Als Kinder haben wir oft gelernt, daß Verantwortung etwas Negatives ist. Viele können Verantwortung und Schuld nicht mehr richtig auseinanderhalten. Wenn unsere Eltern oder Lehrer uns für etwas die Verantwortung gegeben haben, hieß das häufig, daß sie uns für Fehler kritisiert oder die Schuld dafür gegeben haben. Als Erwachsene scheuen wir uns davor, Risiken einzugehen, und anstatt die Gunst der Stunde zu nutzen, warten wir darauf, daß jemand anders uns die Erlaubnis dazu gibt, etwas zu tun, oder hoffen, daß jemand anders es uns abnimmt. Und dann halten wir nach jemandem Ausschau, dem wir die Schuld geben können, wenn alles schiefläuft.

Generation um Generation tragen wir diese Angst vor dem Versagen weiter. Wir befürchten oft, daß das Leben nicht gut genug ist und daß wir nicht gut genug sind. Wir verwenden sogar Redewendungen, die unsere Überzeugungen untermauern, zum Beispiel: *»Wenn du einen Fehler machst, kann es dich den Kopf kosten!«* Menschen, die in spirituellen, emotionalen oder materiellen Dingen eine glückliche Hand haben, sind häufig jene, die gelernt haben, Verantwortung zu übernehmen, und bereit waren, ihre beschränkenden Erwartungen hinter sich zu lassen und einen starken Glauben an Erfolg zu entwickeln. Sie erwarten, für ihre Bemühungen belohnt und nicht bestraft zu werden.

Verantwortung ist persönliche Macht, Schuld ist Ohnmacht. Wenn wir erkennen, daß wir für unsere Gesundheit verantwortlich sind, können wir Schritte unternehmen, sie zu verbessern und zu erhalten. Wir können Risiken eingehen, die sich positiv auf uns auswirken, um gesund zu bleiben, zum Beispiel das Risiko, um Hilfe zu bitten, wenn wir sie brauchen, das Risiko, einen belastenden Job zu kündigen und einen neuen, schöpferischen Wirkungskreis zu suchen, das Risiko, ehrlich zu sein, was unsere Gefühle angeht, oder das Risiko, etwas Neues anzufangen. Wenn wir die Verantwortung für unser Wohlbefinden und unser Glück übernehmen und Erfolg erwarten, dann ziehen wir all dies an, und wir beginnen, unser Leben mit einer positiven selbsterfüllenden Prophezeiung zu leben.

Wenn wir anderen die Schuld geben, machen wir uns selbst machtlos. Wir verharren in Denk- und Verhaltensmustern, die wir von anderen gelernt haben, und engen uns weiterhin mit unseren Gedanken ein oder strafen uns damit. Wenn wir anderen Menschen die Schuld geben, treten wir auf der Stelle. Auf diese Weise entziehen wir uns selbst die Macht, unsere Situation zum Besseren hin zu verändern. Wir kritisieren zum Beispiel oft unseren Partner dafür, daß er oder sie nicht in der Lage ist, all unsere Bedürfnisse zu erkennen und zu erfüllen. Dieses Denk- und Verhaltensmuster hindert uns daran, zu lernen, unsere Bedürfnisse klarer zu formulieren oder die Verantwortung dafür zu übernehmen, daß unsere Bedürfnisse auf andere Weise erfüllt werden.

Viele geben sich selbst die Schuld und halten an der Überzeugung fest, daß sie es nicht verdienen, so zu leben, wie sie es sich wünschen. Wir verbringen viel Zeit damit, uns zu sagen:

»Mit mir läuft etwas schief«, und zu wenig, die Dinge zu tun, die etwas daran ändern würden. Schuldzuweisungen rauben uns Energie und schränken unsere Fähigkeit ein, die vielen Gelegenheiten, die sich uns bieten, zu sehen und sie beim Schopf zu ergreifen. Wenn wir uns selbst oder anderen die Schuld geben, fesselt uns die negative Energie unserer Schuldzuweisungen an unsere Probleme, anstatt uns von ihnen zu befreien.

Nie mehr Opfer sein!

Wir lernen oft, uns ständig als Opfer zu sehen. Wir können mit einem Ereignis konfrontiert werden, das uns fordert, sei es eine Autopanne, ein Mißverständnis mit einer Freundin bzw. einem Freund oder eine Krankheit, und verfallen immer wieder in unsere Opferrolle. Es ist ein Unterschied, ob wir in einer schwierigen Situation angemessene Gefühle von Traurigkeit, Enttäuschung oder Frustration zum Ausdruck bringen, oder ob wir immer wieder eine Opfermentalität an den Tag legen, die uns klein und machtlos hält.

Wenn wir uns als Opfer sehen, reagieren wir oft so, als seien wir für eine göttliche Strafe ausersehen worden; wir nehmen alles persönlich, und es scheint uns, daß alle Ungerechtigkeiten dieser Welt schwer auf unseren Schultern lasten. Wir sagen Dinge wie: *»Jeder hat es auf mich abgesehen«*, *»Jemand da oben muß mich wirklich hassen«*, *»Das Leben ist hart, aber ungerecht«*, *»Warum passiert das immer nur mir?«* und *»Das Leben ist ein Kreuz, von dem uns nur der Tod erlöst«*. Das Problem dieser Denkweise liegt darin, daß sie uns machtlos macht. Wir sperren uns gegen viele der Möglichkeiten oder Lösungen, die wir brauchen, um mit der Herausforderung fertig zu werden und Entwicklungsschritte zu machen. Noch dazu ziehen wir durch unsere Opfermentalität Menschen, Situationen und Erfahrungen an, die uns immer wieder in die von uns selbst geschaffene Opferrolle drängen.

Wenn Sie sich in dieser Opferrolle erkennen, ist es an der Zeit, eine neue Entscheidung zu treffen, nämlich: nie mehr Opfer sein!

Gillians Geschichte

Gillian, eine Frau um die Vierzig, kam zu mir, während sie gleichzeitig wegen ihrer Brustkrebserkrankung in ärztlicher Behandlung war. Der Brustkrebs war in einem frühen Stadium erkannt worden, und sie hatte gute Heilungschancen, aber verständlicherweise war sie immer noch ziemlich schockiert und bekümmert über die Diagnose. Sie wollte die emotionalen und psychologischen Auswirkungen ihrer Erkrankung verarbeiten und herausfinden, was ihr helfen könnte, gesund zu werden und dem Wiederauftreten der Krankheit vorzubeugen.

Ich bat Gillian zunächst, mir etwas über ihre Erfahrungen und ihre Wünsche für die Zukunft zu erzählen. Ich wollte insbesondere herausfinden, was in ihrem Leben einige Jahre vor der Krebsdiagnose geschehen war und welche geistigen, emotionalen oder sozialen Faktoren zu ihrer Erkrankung beigetragen haben könnten. Gillian präsentierte mir eine lange Liste enttäuschender oder destruktiver Beziehungen, die sie in ihrem Leben gehabt hatte, von ihrer Beziehung zu ihren Eltern, über die zu ihrem Exmann bis hin zu den Beziehungen zu den Freunden, mit denen sie seit dem Scheitern ihrer Ehe zusammengelebt hatte. Selbst die Beziehung, die sie zu ihren Kindern hatte, beschrieb sie als »liebevoll, aber schmerzlich«.

Aus der Sprache, die Gillian benutzte, wurde deutlich, daß sie sich als ein Opfer des Lebens sah. Sie sprach sehr viel über das, was »sie« ihr angetan hatten, und wie »machtlos« sie in dieser oder jener Situation gewesen sei. Sie sprach auch über ihre Krebserkrankung, als sei sie etwas, das ihr das Leben angetan hatte, eine weitere Prüfung, die sie über sich ergehen lassen müßte, eine weitere Unbill, die sie zu durchleiden hätte. Ich konnte nachvollziehen, wie viele Herausforderungen sie in der Vergangenheit zu bewältigen gehabt hatte und wie sehr sie ihre derzeitige Krisensituation belastete, aber ich konnte auch ihre fest verwurzelten negativen Überzeugungen heraushören, die ihre Opferrolle unterstützten. Außerdem traten einige alte, nicht ausgedrückte Gefühle von Trauer zutage, die zu ihren derzeitigen Schwierigkeiten beitrugen.

Ich erklärte Gillian, es würde ihre Behandlung unterstützen und ihr helfen, weiteren Krankheitssymptomen vorzubeugen, wenn sie begänne, über ihr Leben anders zu denken. Wenn sie sich weiter als Opfer sähe, würde sie weiterhin Beziehungen und Erfahrungen in ihrem Leben anziehen, die sie in ihrer Opferrolle bestätigten. Wir begannen uns zu fragen, warum sie ihre Beziehungen gewählt hatte und was sie aus ihnen lernen konnte. Wir arbeiteten auch daran, ein neues Vokabular von Gedanken und Überzeugungen für sie zu entwickeln, das ihr helfen würde, mit mehr Power und Eigeninitiative an alles, das sie sich schaffen wollte, heranzugehen.

Als sie begann, die Ideen und Techniken zu verwenden, die ich ihr vorgeschlagen hatte, zeigte sie immer mehr Anzeichen von Trauer, bis ich sie eines Tages schließlich fragte: *»Trauern Sie um jemanden?«* Sie brach sofort in Tränen aus und erzählte mir, daß ihre Mutter acht Jahre zuvor gestorben sei und daß sie weder richtig um sie hätte trauern können, noch eine Chance gehabt hätte, sich von ihr zu verabschieden. Wir sprachen darüber, wie ihre Mutter gewesen war, und Gillian erzählte mir, daß sie wie sie selbst immer ein Opfer des Lebens gewesen sei. Sie hatte in ihrem Leben tatsächlich so oft die Opferrolle eingenommen, daß Gillian häufig nicht die Zuwendung und Unterstützung von ihr bekam, die sie brauchte, obwohl ihre Mutter sie sehr liebte.

Gillian traf einige neue Entscheidungen, was sie selbst und ihr Leben anging. Sie entschied, daß es wichtig für sie war, ihren Gefühlen, die sie in der Vergangenheit nicht zugelassen und beachtet hatte, Raum zu geben. Dazu war sie es sich selbst und ihrer Mutter schuldig, ihr Leben anders zu gestalten. Sie entschied, sich für einige Zeit von ihren vielen Verpflichtungen freizumachen und sich um ihre Bedürfnisse zu kümmern, während sie ihre Behandlung fortsetzte und ihr Leben durch viel Zuwendung von Freunden, Therapeuten und medizinischen Fachleuten bereicherte. Sie nahm sich auch vor, weiter über ihre Beziehung zu ihrer Mutter zu sprechen, zunächst mit mir und dann mit einem auf Trauerarbeit spezialisierten Therapeuten.

Bei jeder neuen Entscheidung, die sie traf, fragte Gillian sich: »*Was will ich als freie, starke, selbstbestimmte Frau tun?*« Immer überlegte sie, wie sie in einer Opferrolle mit einer Situation umgehen würde, wie sie es aus einer Machtposition heraus besser machen könnte. Dann unternahm sie die Schritte, die ihre neue, positive Sicht von sich selbst am besten untermauerten. Sie verwendete weiterhin ihre Affirmationen, um ihre Bemühungen zu unterstützen.

Gillian konnte geheilt werden. Nach drei Jahren erfreute sie sich immer noch bester Gesundheit. Ihr Leben hatte sich allerdings grundlegend geändert. Sie war eine neue, liebevolle Beziehung eingegangen, die gut funktionierte und sich von den Beziehungen, die sie in der Vergangenheit gehabt hatte, vollkommen unterschied. Sie und ihr Freund hatten sich gegenseitig versprochen, sich viel Zeit füreinander zu nehmen, um gemeinsam Spaß zu haben, zu reisen, Abstand von ihren anderen Verpflichtungen zu gewinnen und sich Liebe und Geborgenheit zu geben.

Affirmationen zur Stärkung der persönlichen Macht

Die folgenden Affirmationen habe ich Gillian unter anderem mit auf den Weg gegeben:

- ✧ Ich fühle mich sicher, wenn ich stark bin.
- ✧ Ich fühle mich sicher, wenn ich die Verantwortung für meine Gesundheit und mein Glück übernehme.
- ✧ Meine Handlungen und neuen Entscheidungen lohnen sich immer.
- ✧ Ich kann die Kraft des Hier und Jetzt leicht nutzen.
- ✧ Ich fühle mich sicher damit, in der Gegenwart zu leben.
- ✧ Mein Leben ist immer erfolgreich.

Wenn wir unsere Opferrolle aufgeben, unsere persönliche Stärke fördern und die Gelegenheit nutzen wollen, unser Leben im Hier und Jetzt neu zu gestalten, ist es immer sinnvoll zu fragen: *»Was ist für mich als starker, freier Mensch jetzt die beste Entscheidung?«*

Für einfache Lösungen offen sein

Heilung ist oft ein fortschreitender Prozeß, im Laufe dessen wir eine Kombination von Lösungen entdecken und anwenden. Vielleicht unterziehen Sie sich einer körperlichen Behandlung, um Ihre Symptome anzugehen, die dazu führt, daß Sie an Ihrer Einstellung etwas ändern, was wiederum positive emotionale Veränderungen nach sich zieht, die Sie für eine noch geeignetere, effektivere Behandlungsmethode öffnen. So können Sie sich nach und nach von den Symptomen befreien, der ihnen zugrunde liegende Ursache auf den Grund gehen und Ihre Erfahrungen einordnen, bis Sie Ihre Erkrankung überwunden oder neue Möglichkeiten entdeckt haben, mit ihr umzugehen und über sie hinauszuwachsen. Um uns selbst zu heilen, ist es jedoch auch wichtig, uns für den einen einfachen Schritt zu öffnen, der alles leicht und schnell ändern könnte.

In einigen Fällen kommt es zu einer Heilung, weil es eine einfache Lösung gibt, die gefunden und angewandt werden kann. Jemand findet die geeignete Behandlung für sein Problem oder nimmt eine einfache, aber tiefgreifende Haltungsänderung vor, und es kommt wie durch ein Wunder zur Heilung. Es ist immer wichtig, daß wir für die einfachen Lösungen offen sind und die Bereitschaft und den Mut haben, sie anzuwenden, wenn sie sich uns offenbaren. Wenn wir zum Beispiel wissen, daß ein bestimmtes Nahrungsmittel uns nicht bekommt und somit für Körper, Geist und Seele nicht gut ist, besteht die einfache Lösung darin, das Nahrungsmittel aus unserem Ernährungsplan zu streichen. Es ist nur wichtig, daß wir willens sind, diesen Schritt zu tun. Die folgenden Affirmationen können Ihnen dabei helfen, die einfachen Lösungen, die Ihnen zur Verfügung stehen, zu erkennen und anzuwenden:

Affirmationen zum Finden von einfachen Lösungen

- ✧ Es fällt mir leicht, offensichtliche Lösungen zu erkennen und anzuwenden.
- ✧ Ich bin willens, den Heilungsprozeß einfach und leicht zu gestalten.
- ✧ Ich erkenne die Veränderungen, die in meinem Leben notwendig sind.
- ✧ Ich habe den Mut, mich zum Besseren hin zu verändern.
- ✧ Ich habe den Mut, mich selbst zu heilen.
- ✧ Ich bin willens, den nächstmöglichen Schritt zu tun, der für den Heilungsprozeß bei mir wichtig ist.
- ✧ Meine Heilung verläuft einfach und leicht.
- ✧ Ich entdecke die perfekten Heilungsmöglichkeiten für mich.
- ✧ Ich habe die Kraft und Unterstützung, um die Heilungsmöglichkeiten, die sich mir bieten, effektiv zu nutzen.

Uns für einfache Lösungen zu öffnen erfordert, daß wir alle Überzeugungen, die wir uns vielleicht angeeignet haben, wie beispielsweise, daß das Leben ein Daseinskampf, harte Arbeit oder ein Drama sei, aufgeben. So oft haben wir von unseren Eltern, unseren Lehrern oder durch unsere eigenen Erfahrungen gelernt, daß die alltägliche Realität der Welt einen ständigen Kampf darstellt, den wir selten gewinnen. Wenn wir die Wörter und Überzeugungen, die Mühsal und Lebenskampf suggerieren, aufgeben, entdecken wir, daß es nicht so sein muß, und öffnen uns für die einfachen Lösungen, die sich uns bieten.

Viele Male habe ich Menschen erlebt, die eine einfache Lösung für ihre Probleme vor der Nase hatten und ein riesiges Drama veranstaltet haben, das die sichere und direkte Lösung blockiert oder deutlich verzögert hat. Vielleicht tun wir alle das bis zu einem gewissen Grad. Wir können jedoch Herr über unser Leben werden, wenn wir dazu bereit sind, die Dinge einfach zu halten und zu erkennen, inwieweit wir unsere Weiterentwicklung komplizieren oder blockieren.

Die Blockaden beseitigen

Wir alle machen Zeiten durch, in denen wir uns blockiert oder gelähmt fühlen. Vielleicht fühlen wir uns emotional blockiert oder können unsere Gefühle nicht ausdrücken, oder manchmal sind wir geistig blockiert, unsere Gedanken kreisen immer wieder um dasselbe, und wir sind in immer wieder denselben alten Denkmustern verfangen. Zu anderen Zeiten erleben wir die Blockaden außerhalb von uns selbst. Es könnte die Struktur unserer Arbeit sein, die uns daran hindert, unsere Kreativität zu entfalten, oder ein körperliches Problem, das nicht heilen will. Was immer es ist, wir können uns helfen, im Leben voranzukommen, indem wir zunächst die Blockade in unserer Wahrnehmung beseitigen und uns so für Gefühle, Beziehungen und Situationen öffnen.

Visualisierung: Die Blockaden beseitigen

Denken Sie für einen Augenblick an Bereiche in Ihrem Leben, in denen Sie sich besonders gehemmt oder blockiert fühlen. Wenn es keine Blockaden in Ihrem Leben gibt, dann ist das gut so. Sie müssen sie nicht für diese Übung schaffen. Freuen Sie sich einfach darüber, daß Sie keine haben, und gehen Sie Ihren Weg. Wenn Sie sich jedoch in einem bestimmten Bereich blockiert fühlen, kann Ihnen eine der folgenden Visualisierungen helfen, die Blockade zu beheben.

- Stellen Sie sich Ihre Blockade wie eine große Mauer vor. (Entscheiden Sie selbst, aus welchem Material sie ist, vielleicht aus Ziegelsteinen oder Felsbrocken. Sie könnte auch aus einer Masse ineinander verwobener, negativer Gedanken bestehen.) Sobald Sie im Geiste ein Bild von dieser Mauer haben, stellen Sie sich vor, Sie überwinden sie. Sie könnten sich selbst sehen, wie Sie einen Tunnel graben und darunter hindurchkriechen, ruhig um sie herumgehen, über sie springen, sie sprengen, kurz- und kleinschlagen, in Wasser auflösen, sie in

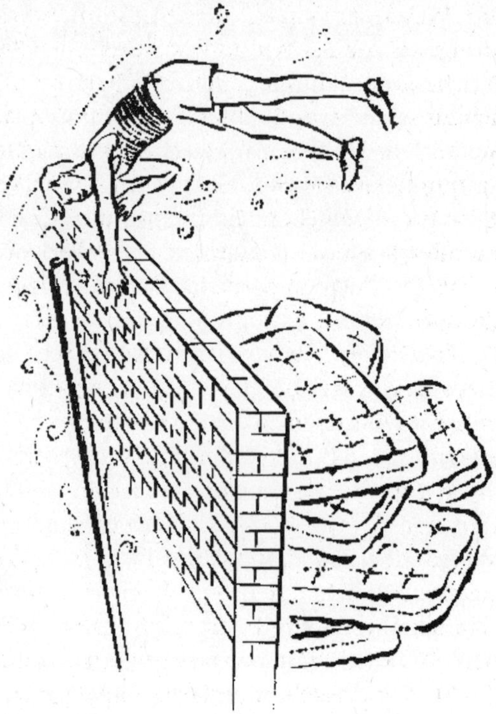

etwas Weiches oder Schönes verwandeln, das durchlässig ist, ein Tor einbauen und hindurchgehen, sie in heilendes Licht tauchen, das sie vollständig auflöst – es gibt unzählige Möglichkeiten. Verwenden Sie einfach die Bilder, mit denen Sie am besten zurechtkommen.

✧ Sie können sich Ihre Blockade auch wie einen feuerspeienden Drachen vorstellen, der vor Wut vor sich hin qualmt. Sehen Sie sich selbst, wie Sie diesen Drachen in Liebe und Akzeptanz baden, diese Kreatur in ein heilendes Licht tauchen, um sie zu besänftigen und zu beruhigen. Stellen Sie sich vor, wie Ihr Drachen kleiner und ruhiger wird und sich in ein glückliches Wesen verwandelt, das eine annehmbare Größe und eine angenehme Erscheinung hat. Freunden Sie sich mit Ihrem Drachen an, den Sie gezähmt haben, und bitten Sie ihn, Ihnen zu sagen, was Sie brauchen, um sich zu ändern. Hören Sie auf alle Gedanken, Ideen oder Instinkte, die Sie haben, und notieren Sie sie, selbst wenn sie im Augenblick keinen Sinn für Sie ergeben. Es spielt keine Rolle, wenn Sie keine besonderen Einsichten gewinnen. Stellen Sie sich einfach vor, daß Ihr Drachen bereit ist, Ihnen bei Ihrer Weiterentwicklung zu helfen.

✧ Wenn Sie das Gefühl haben, daß die Blockade irgendwo in Ihnen sitzt – ein aufgestautes Gefühl, verspannte Muskeln oder Streßerscheinungen in einem bestimmten Bereich – dann verwenden Sie Ihre Vorstellungskraft einfach, um den betreffenden Bereich in heilendes Licht zu tauchen. Sie könnten sich vorstellen, wie das Licht das aufgestaute Gefühl in Ihrem Magen, den blockierten Bereich in Ihrer Kehle oder einen anderen Bereich, der sich verkrampft anfühlt, durchströmt, um die aufgestaute Energie behutsam zu lösen und zu befreien. Stellen Sie sich vor, wie jeder Teil von Ihnen frei ist und fließt. Notieren Sie sich wieder alle Einsichten oder praktischen Ideen dazu, wie Sie sich in Ihrer speziellen Lebenssituation weiterbewegen könnten. Und versuchen Sie, diese Erkenntnisse in die Tat umzusetzen.

Wenn Sie Ihre Blockaden beseitigen oder überwinden, können positive Energien für Ihre Selbstheilung und persönliche Entwicklung frei werden. Im folgenden finden Sie einige allgemeine Ideen oder Richtlinien, die Ihnen helfen können, Ihre Energien freizusetzen.

Energien freisetzen

Wenn wir krank sind und uns in einer Arbeit oder einer Beziehung gefangen fühlen, die ungesund für uns ist, wehren wir uns manchmal dagegen, etwas an der Situation zu ändern, weil wir nicht glauben, daß wir die Energie dazu haben. Wir sagen, wir seien zu müde, zu beschäftigt, zu krank oder zu alt, um die notwendige Energie aufzuwenden. Manchmal ist es jedoch einfach nur das Gefühl des Gefangenseins, das uns daran hindert, uns anzuspornen und uns damit weiterzuentwickeln.

Wir alle haben viel mehr Energie als wir meinen. In den meisten Fällen haben wir nur nicht gelernt, die Kraft, die in uns steckt, freizusetzen, zu erhalten und zu nutzen. Unsere Energie wird durch folgendes blockiert:

Negatives Denken
Negative Gedanken sind schwer und langsam. Sie laugen uns körperlich und emotional aus, unsere Energie verharrt in ungenutztem Potential oder blockiert unsere Kreativität.

Nicht ausgedrückte Gefühle
Gefühle selbst sind Energie, das heißt, wenn Gefühle nicht ausgedrückt werden, bleibt ihr Heilungspotential gefangen. Zudem ist sehr viel mehr Energie nötig, Gefühle und Wünsche zu unterdrücken, als sie herauszulassen. Vergegenwärtigen Sie sich das doch einmal: Bei jedem Gefühl von Traurigkeit, Wut, Freude, Leidenschaft und Aufregung, das sie nicht gelernt haben, auf gesunde Weise zuzulassen oder auszudrücken, berauben Sie sich all der darin enthaltenen Energie und verbrauchen noch mehr Energie, um dieses Gefühl in Schach zu halten.

Freudlose Aktivitäten
Viele verschwenden ihre Energie zu bestimmten Zeiten mit Aktivitäten, die ihnen keinen Spaß machen. Haben Sie schon ein-

mal bemerkt, daß einige Dinge, die Sie tun, Ihnen Energie spenden und andere sie Ihnen rauben? Tätigkeiten, die uns körperlich müde machen, können uns zum Beispiel Energie spenden. Da wir Spaß an ihnen haben, verspüren wir dadurch Glücksgefühle und Lebensfreude. Und oft fühlen wir uns nach erholsamem Schlaf erfrischt, regeneriert und zu neuen Taten bereit.

Doch da sind die Aktivitäten, die uns keinen Spaß machen und von denen unser Leben voll ist. Da sind die Dinge, die wir tun, weil wir meinen, wir müßten sie tun, und nicht, weil wir Lust dazu haben. Oft tun wir Dinge, weil jemand anders es von uns verlangt oder weil unsere Eltern uns gesagt haben, wir *müßten* sie tun, als wir Kinder waren. Wenn wir nicht das tun, wozu wir Lust haben, oder keine Wege finden, das, was wir tun, zu lieben, wird unsere Energie weniger.

Die folgende Checkliste enthält viele Vorschläge zum Freisetzen von Energie.

Eine Checkliste zum Freisetzen von Energie

- ✧ Schaffen Sie etwas Neues. Drücken Sie Ihre Kreativität aus. Dazu gibt es viele Möglichkeiten – ein Gedicht schreiben, ein ausgefallenes Gericht kochen, ein Bild malen, ein neues Computerprogramm entwickeln, einen Brief schreiben, ein Blumenarrangement gestalten. Finden Sie Ihre eigenen Wege, Ihre Kreativität auszudrücken, mag Ihnen das, was Sie kreieren, auch noch so lächerlich erscheinen. Es geht um das »Wie« und nicht um das »Was«.
- ✧ Gehen Sie ein positives Risiko ein, zum Beispiel: einen Kurs belegen, an einem Seminar zur persönlichen Entwicklung teilnehmen, etwas Neues tun, sich in jemanden verlieben, am Arbeitsplatz mit einem neuen Kollegen reden, einen Telefonanruf machen, den Sie lange aufgeschoben haben, etwas Neues lernen, sich anders kleiden, einen Urlaub planen oder einen Ausflug machen. Finden Sie Ihren eigenen Rhythmus, und dehnen Sie Ihre Grenzen langsam aus.

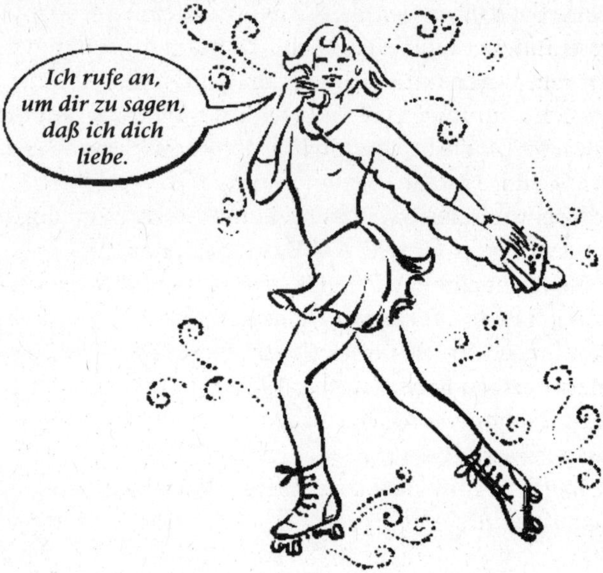
Ich rufe an,
um dir zu sagen,
daß ich dich
liebe.

- ✧ Seien Sie ehrlich zu jemandem. Das kann heißen: um etwas bitten, das Sie wollen, über Ihre Gefühle sprechen, »Ich liebe dich« sagen, jemanden loben und ermutigen, »nein« sagen, wenn Sie nein meinen, und »ja« sagen, wenn Sie ja meinen, oder ruhig und bestimmt auf Ihren Bedürfnissen bestehen. Tun Sie einfache, sichere Schritte, und loben Sie sich für Ihre Erfolge.
- ✧ Seien Sie ehrlich mit sich selbst. Das bedeutet, daß Sie Ihre echten Gefühle zulassen, sich Träume, Ambitionen oder Wünsche ehrlich eingestehen, Ihren Widerstand gegen Veränderung erkennen oder ungesundes Verhalten entdecken. Hierbei ist es wichtig, daß Sie all dies tun, ohne zu urteilen oder sich zu kritisieren.
- ✧ Vergeben Sie jemandem. Das heißt, daß Sie Ihren Groll wahrnehmen und sich dann davon befreien, Rachegedanken

wahrnehmen und sich dann davon befreien, in die Gefühle von Traurigkeit oder Wut, Schmerz oder Enttäuschung, die sie einem anderen Menschen gegenüber haben, hineinatmen und sich dann sagen: *»Ich bin willens zu vergeben. Ich bin willens, die Vergangenheit hinter mir zu lassen und mich für bessere Erfahrungen zu öffnen.«*

- ✧ Vergeben Sie sich selbst. Das heißt, daß Sie Ihre Schuldgefühle wahrnehmen und sich dann davon befreien, aufhören, sich für die Dinge, die Sie in der Vergangenheit getan oder nicht getan haben, zu bestrafen, sich weigern, sich für etwas zu kritisieren, das Sie nicht ändern können, positive, liebevolle Veränderungen dahingehend vornehmen, wie Sie jetzt auf ähnliche Situationen reagieren, und zu sich selbst sagen: *»Ich bin willens, mir selbst zu vergeben. Ich bin willens, die Vergangenheit hinter mir zu lassen und ein freier, lebensfroher Mensch zu werden.«*
- ✧ Ändern Sie Ihre Denkweise. Jedesmal, wenn Sie denken: *»Ich habe nie Energie«*, entziehen Sie sich Energie; jedesmal, wenn Sie sagen: *»Die Arbeit ist so hart«*, lassen Sie die Möglichkeit nicht zu, daß sie leichter werden kann. Immer wenn es an Energie, Motivation oder Antrieb fehlt, ist es gewöhnlich wichtig, einen Gedanken, eine Überzeugung oder eine Erwartung zu ändern. Beginnen Sie, die Energie, die Sie haben, zuzulassen und zu schätzen, anstatt sich immer auf Ihre Müdigkeit zu konzentrieren, und Sie werden merken, daß Ihre Energie nach und nach zunimmt.
- ✧ Ändern Sie Ihre Ernährung. Schwer verdauliche, verarbeitete Nahrungsmittel liefern nicht viel Energie, aber der Körper verbraucht Energie, um sie zu verdauen. Vollwertkost, Vollkornprodukte, frisches Obst und Gemüse, Nahrungsmittel aus biologisch-organischem Anbau und schonend zubereitete Nahrungsmittel sind im allgemeinen leichter zu verdauen und liefern viel Energie. Es gibt allerdings kein Patentrezept für die ideale Ernährung. Es bleibt jedem selbst überlassen, herausfinden, welche Nahrungsmittel ihm guttun.

- Ändern Sie Ihre Gewohnheiten. Wenn Sie rauchen, dann rauchen Sie etwas weniger. Wenn Sie Alkohol trinken, dann trinken Sie etwas weniger Alkohol. Substanzen wie Zucker, Salz oder Koffein können Ihnen einen schnellen Energieschub geben, doch nach kurzer Zeit kommt es dann zum Energieabfall. Natürlich wäre es besser, überhaupt nicht zu rauchen und nur ganz wenig Alkohol zu trinken. Die Entscheidung, ganz damit aufzuhören, erfordert jedoch, daß Sie Ihr eigenes Tempo finden. Eine bewußte Einschränkung der »Energiefresser« kann Ihnen sicherlich helfen, Ihre Energie zu steigern.
- Tun Sie etwas Aktives, zum Beispiel an einem Sportkurs teilnehmen, mit dem Hund spazierengehen, vom Stuhl aufstehen und sich dehnen. Wenn Sie behindert oder krank sind, dann berücksichtigen Sie Ihre Fähigkeiten. Lassen Sie sich von einem Arzt, Physiotherapeuten oder einer anderen medizinischen Fachkraft beraten, welche Bewegungen für Sie gut sind.
- Ersetzen Sie eine Aktivität, die Ihnen keinen Spaß macht, durch eine, die Ihnen Spaß macht. Lassen Sie nach und nach die Aktivitäten sein, die Ihnen keine Energie spenden oder keine Freude bereiten. Wenn Sie zum Beispiel aus Gewohnheit drei Stunden am Tag fernsehen, es aber nicht wirklich genießen, dann reduzieren Sie ein wenig die Zeit, die Sie vor dem Fernseher verbringen, und tun Sie statt dessen etwas, das Ihnen mehr Spaß macht. Welche Dinge tun Sie aus Gewohnheit oder aus dem Gefühl heraus, Sie müßten sie tun? Ersetzen Sie diese Dinge nach und nach durch gesündere und glückbringendere Aktivitäten.

Die obigen Ideen dienen nur als Anregungen für Ihre eigenen Phantasien und Handlungen. Bereits ein Schritt, den Sie tun, kann Ihre Energie positiv beeinflussen und Ihnen auch in anderen Lebensbereichen zu mehr Motivation und Antrieb verhelfen. Wenn Ihre Energie blockiert ist, gibt es immer etwas, das Sie tun können, wie klein der Schritt auch ist, um einen Unterschied zu bewirken.

7.
Die Suche nach dem Spirituellen

Eine spirituelle Sichtweise

Ich denke, daß das, was uns ausmacht, mehr ist als nur ein Körper, eine Ansammlung von Gefühlen und eine Reihe von Gedanken. Je mehr ich über die Prinzipien der Selbstheilung lerne, desto mehr gelange ich zu der Überzeugung, daß die tiefgreifendste Wandlung einsetzt, sobald wir willens sind anzuerkennen, daß es eine höhere Instanz unseres Selbst gibt.

Stellen Sie sich vor, daß es einen Teil von Ihnen gibt, der Ihr Leben globaler sieht und in der Lage ist, Ihnen die Richtung zu weisen. Dieser Teil von Ihnen ist ganz anders als Ihr bewußter Verstand, der in Ihrem Wachzustand alles zu steuern scheint. Dieser Teil von Ihnen ist in der Lage, über die geistigen Beschränkungen, die Sie sich auferlegen, hinauszusehen, und hilft Ihnen, wenn Sie es zulassen, gesund und glücklich zu bleiben.

Es spielt keine Rolle, ob Sie fest an das Spirituelle glauben und diesen Teil von Ihnen als denjenigen ansehen, der mit Gott verbunden ist, oder ob Sie eine weniger spirituell geprägte Lebensanschauung haben und diese höhere Instanz Ihres Selbst als einen Bereich Ihres Geistes ansehen, über den es noch mehr zu lernen gibt. Diese beiden Anschauungen schenken sich nichts. Wir können lernen, mit der höheren Instanz unseres Selbst zu arbeiten, um uns selbst zu heilen.

Einige Menschen nennen es ihr höheres Ich, ihren höheren Geist oder ihr Gott-Ich. Andere beschreiben es als das Überpersönliche, eine höhere Bewußtseinsstufe oder innere Weisheit.

Es spielt im Grunde keine Rolle, wie wir es nennen und wie es in unsere religiöse oder spirituelle Philosophie paßt. Es ist nicht einmal von Bedeutung, ob wir fest daran glauben, daß es existiert – allein die Bereitschaft, die Möglichkeit zu sehen, daß es ein weises, spirituelles Wesen in uns gibt, kann erstaunliche Veränderungen nach sich ziehen.

Meine Arbeit hat sich meist darum gedreht, Leben zu verlängern und die Lebensqualität zu verbessern. Es gab jedoch auch viele Situationen, in denen ich Menschen unterstützt habe, die mit einer ernsten Erkrankung konfrontiert waren oder in einigen Fällen dem Tode entgegensahen. Vor langer Zeit habe ich viele meiner Urteile darüber, wie Heilung aussehen »sollte«, aufgegeben. Für einige findet Heilung statt, wenn die Krankheitssymptome verschwinden und die ihnen zugrunde liegenden Ursachen behoben sind. Für andere hat Heilung damit zu tun, sich selbst besser kennenzulernen und ihrer Krankheit oder ihrem bevorstehenden Tod mit Demut und Würde zu begegnen. Wohin uns unser Weg auch führt, unser höheres Ich kann uns helfen, den Sinn dessen zu begreifen, was mit uns geschieht, und unser Leben ins rechte Licht zu rücken.

Wenn ich Menschen helfe, sich selbst zu heilen, habe ich oft das Gefühl, als würde ich ihnen helfen, zwischen ihrem bewußten Verstand und ihrem weisen, spirituellen Wesen zu verhandeln, und sie anregen, ihre innere Weisheit besser auf ihr Alltagsleben zu übertragen. Dieser Teil von ihnen ist oft der Teil, der auf Heilungsmöglichkeiten hinweist, und wenn sie auf ihn hören, liefert er Informationen, die ihnen den Weg zu ihrem größten Potential weisen.

Der spirituelle Aspekt von Krankheiten

Einige Menschen sehen in einer Krankheit oder einem Problem die Möglichkeit, zu mehr Freude zu finden. In Zeiten, in denen wir Schmerzen haben oder Symptome verspüren, die unsere

Beweglichkeit einschränken und uns daran hindern, das Leben voll auszukosten, mag dies nicht so der Fall sein, aber ich habe so viele Menschen erlebt, die durch ihre Erkrankung erwachsener und sich ihrer selbst bewußter, reifer und oft spirituell interessierter geworden sind. Es hilft, wenn wir beginnen, alles, was uns geschieht, als eine Chance und nicht als Unglück anzusehen.

Ich glaube nicht, daß es für unsere Weiterentwicklung wesentlich ist, krank zu werden. Es ist nur eine Art, unsere inneren Konflikte auszudrücken und zu lösen und unser höheres Potential zu entwickeln. Wir können Krankheiten oft vorbeugen und den Heilungsprozeß beschleunigen, wenn wir bereit sind, andere Möglichkeiten zur Weiterentwicklung zu finden und unsere spirituellen Lektionen, die wir erhalten, in unser Leben zu integrieren. Ob wir gerade mit einer Krankheit konfrontiert sind oder ob wir Krankheiten, einem chronischen Leiden oder einer Serie von Problemen vorbeugen wollen – es ist wichtig, die spirituelle Gelegenheit jedes neuen Augenblicks wahrzunehmen. Sie können damit beginnen, sich die folgende Frage zu stellen: *»Wie kann ich am besten über meine alten Grenzen hinausgehen, um all das zu werden, zu dem ich geschaffen wurde?«*

Übung: Die Botschaft von Krankheit

Suchen Sie sich ein ruhiges, bequemes Plätzchen zum Sitzen, und halten Sie Stift und Papier bereit. Sitzen Sie locker und entspannt da. Schließen Sie die Augen, und atmen Sie tief ein und aus, so als würden Sie mit einer Visualisierung beginnen. Bitten Sie im Geiste um Hilfe dabei, die Ursache für eine Krankheit oder für Beschwerden, die Sie gerade haben, zu finden und zu beheben. Bitten Sie auch um neue Möglichkeiten zum Umgang mit einer langfristigen Erkrankung oder wiederkehrenden Problemen, und erklären Sie, daß Sie für Änderungen an Ihrer Einstellung, die eine Wandlung bewirken, offen sind. Wenn Sie sich gesammelt haben und bereit sind, öffnen Sie die Augen und schreiben Sie die Antworten auf die folgenden Fragen auf, die Ihnen instinktiv kommen:

- »Was wollen mir meine Probleme oder meine Krankheit jetzt sagen?«
- »Was muß ich lernen, um mehr Glück und Wohlbefinden zu erlangen?«
- »Welche Botschaft trägt meine Krankheit/mein Problem in sich?«
- »Was kann ich tun, um mich von meinem Zustand oder meinen Problemen zu befreien?«

Tun Sie Ihr Bestes, die Antworten, die Sie erhalten, nicht zu beurteilen oder zu zensieren, auch wenn sie im Moment keinen Sinn für Sie ergeben. Keine Angst, wenn Sie nicht sofort Einsichten gewinnen. Es reicht oft aus, die richtigen Fragen zu stellen, um einen Heilungsprozeß in Gang zu setzen. Es kann auch etwas Übung erfordern, die Fragen instinktiv beantworten zu können. Denken Sie daran, wichtige Erkenntnisse, die Sie gewonnen haben, in die Tat umzusetzen, und sprechen Sie abschließend die folgenden Affirmationen:

- Ich bin willens, meinen eigenen spirituellen Weg zu beschreiten.
- Ich bin offen für das Gute in mir.
- Ich werde immer zu Gesundheit und Freude geführt.

Wiederholen Sie diese Übung regelmäßig, und bleiben Sie offen für neue Einsichten und Änderungen an Ihrer Einstellung, die den fortschreitenden Selbstheilungsprozeß bei Ihnen vorantreiben könnten.

Dem Leben einen Sinn geben

Ich habe festgestellt, daß die gesündesten Menschen oft jene sind, die ihrem Leben Sinn und Zweck verleihen. Wenn wir eine Vision von den Dingen haben, die wir schaffen und tun wollen, und die Gelegenheit, etwas von uns selbst zum Weltgeschehen beizutragen, dann ist es eher möglich, Gesundheit, Glück und spirituelles Wachstum zu erfahren. Menschen, die im Alter noch lange nach ihrer Pensionierung gesund und mobil bleiben, sind oft jene, die aktiv neue Lernbereiche und neue Aufgaben suchen.

Wir erwarten manchmal, daß das Leben uns einen Lebenszweck oder Lebenssinn beschert, und warten darauf, daß andere Menschen die Initiative ergreifen und uns den Anstoß zu unserer persönlichen Entwicklung geben. Die Wahrheit ist: Wir sind in jedem Augenblick eingeladen, am Abenteuer des Lebens teilzuhaben, aber es liegt allein in unserer Hand, die Gelegenheiten, die sich uns bieten, zu nutzen. Wenn Ihr Leben keinen Sinn hat, dann geben Sie ihm einen. Wenn Sie nicht wissen, in welche Richtung es weitergehen soll, dann nehmen Sie sich etwas Zeit, nach dem Zweck Ihres eigenen Lebens zu fragen. Es gibt immer Hinweise darauf. Was motiviert Sie? Was inspiriert Sie? Was wünschen Sie sich? Was erweckt Ihr Interesse? Die Dinge, die leidenschaftliche Gefühle bei uns wecken, sind die Wegweiser auf unserem Weg zur Heilung. Sie sagen uns, wo wir hingehen müssen, um unser spirituelles Ziel zu erreichen.

Das größere Gefüge sehen

Wir sind gewöhnlich so sehr mit der Dramatik unseres täglichen Lebens beschäftigt, daß wir das größere Gefüge, in das wir eingebettet sind, nicht sehen. Wir eilen von einem Ort zum anderen, um all unseren Verpflichtungen nachzukommen, um uns um die Menschen zu kümmern, die wir lieben, um für unser finanzielles Auskommen zu sorgen und mit unseren körperlichen und emotionalen Herausforderungen fertig zu werden. Und dabei vergessen wir, daß unser Leben vielleicht einen wichtigeren Zweck haben kann. Wir vergessen, nach unserer allgemeinen Zielrichtung zu fragen, und versäumen, zwischen den

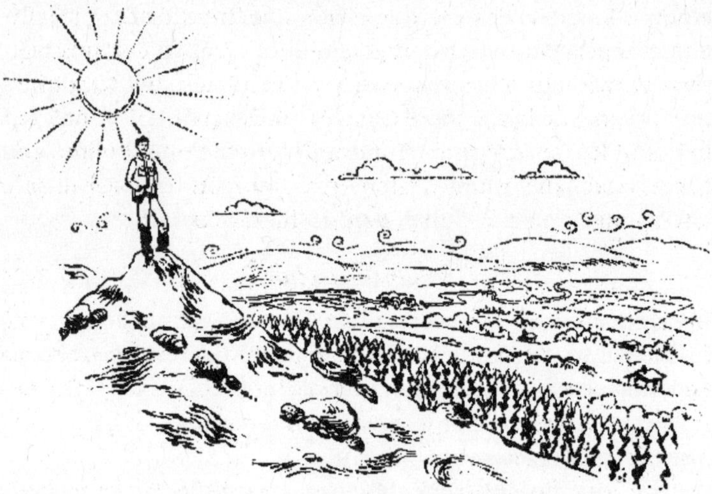

Dingen, die wir aus Gewohnheit, aus Schuldgefühlen oder aus mangelndem Vorstellungsvermögen heraus tun, und den Dingen, die wir tun, weil sie uns in unserem Leben weiterbringen, zu unterscheiden.

Manchmal tauchen wir aus unserem Alltagstrott und unseren täglichen Sorgen auf und sehen unser Leben mit größerer Klarheit. Wir sind plötzlich in der Lage zu verstehen, welchen Sinn unsere Erfahrungen haben, und sehen offensichtlich Lösungen für die Probleme, mit denen wir konfrontiert sind. In dieser Zeit wird uns klar, welchen Zweck und welche Bedeutung die Geschehnisse um uns herum haben. Wir können sogar die göttliche Inspiration fühlen. Ein Beispiel hierfür ist, wenn wir plötzlich gefühlsmäßig etwas verstehen, das wir im Geiste bereits gewußt, aber nicht verinnerlicht haben. Wenn wir etwas aus dem Bauch heraus begreifen und es nicht nur im Kopf nachvollziehen können, birgt das eine Wandlungskraft in sich.

Einige Krankheiten bauen uns eine »Brücke« zum größeren Gefüge unseres Lebens. Zuzeiten schaffen wir Krankheiten, um einen Weg zu verlassen, der uns Schaden zufügt, und dafür einen neuen Weg einzuschlagen, der uns ermöglicht, uns weiterzuentwickeln. Zu anderen Zeiten entwickeln wir Krankheiten, um in eine langsamere Gangart zurückzufallen, so daß wir Zeit und Raum für unsere Träume, Wünsche und inneren Gefühle haben, die es uns letztendlich ermöglichen, über unsere alten, einengenden Überzeugungen hinauszuwachsen.

Mikes Geschichte

Mike kam zu mir, weil er unter dem chronischem Erschöpfungssyndrom (CFS) litt. Er war immer ein aktiver Mensch gewesen und empfand die Beschränkungen, die sein Zustand mit sich brachte, als unerträglich frustrierend und unangenehm. Er fühlte sich machtlos und unfähig, in seinem Leben voranzukommen.

Bevor er krank wurde, war Mike ein erfolgreicher leitender Angestellter in einer Firma gewesen, die Büromaterial und -möbel herstellte. Er war lange Zeit zufrieden mit seiner Arbeit gewesen, aber etwa vier Jahre vor seiner Erkrankung hatte er unerklärlicherweise einen Punkt erreicht, an dem er sich nicht mehr von den Herausforderungen, die seine Arbeit ihm bot, motiviert und inspiriert fühlte.

Verzweifelt darum bemüht, seine Motivation wiederzuerlangen, trieb sich Mike immer mehr bei der Arbeit an, in der Hoffnung, einige neue Geschäftsbereiche aufzutun, die seiner Schaffenskraft auf die Sprünge helfen würden. Er hatte schließlich eine gute, sichere Position inne, die gut bezahlt war und einigen Raum für Kreativität ließ. Es kam ihm nicht in den Sinn, daß er vielleicht etwas vollkommen anderes mit seinem Leben anfangen könnte. Je weniger motiviert und inspiriert er sich fühlte, desto mehr trieb er sich selbst an, und er rief sich ins Gedächtnis, was sein Vater ihm immer gesagt hatte: »Das Leben ist zu zehn Prozent Inspiration und zu neunzig Prozent Ausdauer.«

Mike litt plötzlich unter Energielosigkeit und Koordinationsschwäche. Es gab Augenblicke, in denen er nicht in der Lage war, klar zu denken, und zum erstenmal in seinem Berufsleben war er gezwungen, sich krank zu melden. Immer wenn seine Kraft und Klarheit wiederkehrten, war er auf dem Höhenflug und verdrängte schnell, wie krank er gewesen war. Er trieb sich dann noch stärker an, um die liegengebliebenen Sachen aufzuarbeiten. Mike fuhr fast drei Jahre so fort, wurde immer kränker und mußte der Arbeit immer länger fernbleiben, bis er unter chronischer Erschöpfung litt und gezwungen war zu kündigen.

Als Mike das erstemal wegen seiner Krankheit zu mir kam, ging es ihm immer noch ziemlich schlecht. Er erlebte gelegentlich Tage, an denen die Krankheitssymptome schwächer wurden, und dann begann er guten Mutes, mehr zu tun. Doch auf einen Tag, an dem er größere Energie und Aktivität entwickelte, folgten mehrere Tage, an denen er vollkommen erschöpft war, und er fühlte sich oft so, als ob er die Karte »Gehe zurück zum Start« gezogen hätte. Was mir bei Mike auffiel, war, wie schuldig er sich fühlte, daß er krank war, und wie hart er mit sich selbst ins Gericht ging, weil er nicht in der Lage war, zu genesen und wieder zur Arbeit zu gehen. Ich erkannte auch, wie sehr Mike sich als verläßliche und effiziente Führungskraft geschätzt hatte und wie gering sein Selbstwertgefühl jetzt, da er diese Rolle nicht mehr übernehmen konnte, war.

Ich riet Mike, nicht mehr so hart mit sich ins Gericht zu gehen, und erklärte ihm, sein Zustand würde sich bessern, wenn er ihn voll annehmen könnte und aufhörte, dagegen anzukämpfen. Ich riet ihm auch, sich unabhängig von seinen Fähigkeiten zu lieben und anzuerkennen. Bald danach hatte Mike eines Morgens beim Aufwachen ein Aha-Erlebnis, das ihm seine Situation klarmachte. Es war noch sehr früh, aber er war sofort hellwach.

Mike fühlte sich ganz klar im Kopf, und er hatte ein außerordentliches Wärmegefühl, das sich von den Zehen aufwärts in alle Körperteile ausbreitete. Er fühlte sich sehr friedlich und verstand plötzlich aus dem Bauch heraus, wie seine Krankheit entstanden war, was er sich angetan hatte, als er sich dazu gezwungen hatte, über seine Grenzen hinaus weiterzuarbeiten, und wie nötig er es brauchte, loszulassen und auf seinen Körper zu vertrauen. Nach einer Weile wurde er wieder schläfrig, und er fiel in einen tiefen, friedlichen Schlaf, der mit nichts zu vergleichen war, das er seit seiner Kindheit erlebt hatte.

Nach diesem Erlebnis erlaubte Mike sich selbst, seinen Zustand anzunehmen, und gestattete sich sogar, die Ruhe und den Frieden seines Lebens zu genießen. Er erkannte, daß er vieles an seiner Arbeit geliebt hatte. Aber er erkannte auch, daß er eigentlich nie eine Führungsposition wollte, sondern sich nur immer weiter befördern lassen hatte, weil er meinte, er *müßte* eine vernünftige, verläßliche Position anstreben – und das hieß für ihn, auf der Karriereleiter immer höher zu steigen, so wie sein Vater es getan hatte.

Mikes Energie kehrte erstaunlich schnell zurück, aber er entschied, die Dinge weiterhin langsam anzugehen. Als er sich dazu bereit fühlte, begann er mit Meditation und Yoga. Beim Meditieren erlebte er oft das warme, friedliche Gefühl, das er an jenem Morgen, an dem er sich seiner selbst bewußt geworden war, verspürt hatte.

Mike begann schließlich wieder zu arbeiten. Er nahm zunächst Teilzeitjobs an und dann, als er sich reif dafür fühlte, eine verantwortliche, nicht leitende Position, die ihm ziemlich viel Kreativität ermöglichte und ihm noch genügend Zeit und Energie ließ, die anderen Dinge zu tun, die ihm Spaß machten.

Mike fuhr mit seinen Meditationsübungen fort und begann, Kurse über vergleichende Religionswissenschaften zu besuchen, etwas, das er immer schon hatte tun wollen. Er achtete außerdem darauf, daß er gelegentlich einen Tag blaumachen konnte, um überhaupt nichts zu tun, außer sich mit sich selbst zu beschäftigen, wenn ihm danach war. Mike lernte, sich selbst so zu lieben, wie er war, und nicht für das, mit dem er seinen Lebensunterhalt verdiente, und er wurde viel glücklicher, als er es je gewesen war. Er erzählte mir, sein wichtigster Entwicklungsschritt sei gewesen, sich selbst zu erlauben, ein nachdenklicher Mensch und nicht nur ein aktiver Mensch zu sein.

Die nächsten Entwicklungsschritte tun

Manchmal fürchten wir uns so sehr davor, den nächsten Schritt zu tun und uns ins Ungewisse zu begeben, daß wir Verzögerungstaktiken anwenden und uns dagegen wehren, neue Entscheidungen zu treffen und neue Wege zu gehen. Unser Widerstand kann sich sogar gegen unsere selbstgewählten Affirmationen richten, weil wir Angst davor haben, daß sie falsch sind. Es ist wichtig, das wir Vertrauen zu uns selbst und zu unserem Leben entwickeln, damit wir mit offenem Herzen über unsere alten Grenzen hinausgehen können. Die folgenden Affirmationen können Ihnen dabei helfen:

Bedürfnis oder Herausforderung:

✧ »Ich fürchte mich davor, daß meine Affirmationen falsch sind; ich weiß, daß mein Geist Macht hat, und ich habe Angst davor, daß ich etwas kreiere, mit dem ich nicht fertig werde.«

Affirmationen:

✧ Ich bin gut genug.
✧ Ich habe Vertrauen in mich.
✧ Ich schaffe nur liebevolle, freudige und harmonische Erfahrungen in meinem Leben.
✧ Meine Affirmationen sind immer auf meine größte Freude ausgerichtet.
✧ Ich fühle mich sicher mit meiner Macht.

Bedürfnis oder Herausforderung:

✧ »Ich weiß, welcher Schritt jetzt für mich wichtig ist, aber ich habe Angst davor, diesen ersten Schritt zu tun.«

Affirmationen:

✧ Es fällt mir leicht, den nächsten Schritt zu tun.
✧ Ich setze mein Wissen und meine Einsichten leicht in die Tat um.
✧ Ich werde immer unterstützt, wenn ich die Initiative ergreife, die mit meiner inneren Weisheit im Einklang ist.

Manchmal wehren wir uns dagegen, die nächsten Entwicklungsschritte zu tun, weil wir uns nicht vorstellen können, wie das Leben ohne die Krankheit oder die Probleme, die wir zur Zeit haben, sein wird. Wenn wir unsere Vorstellungskraft dagegen aktiv einsetzen, um ein Bild von unserem gesunden, glücklichen zukünftigen Selbst und ein Gefühl dafür zu schaffen, regen wir unsere Inspiration an und steigern unsere Fähigkeit, unser Leben so zu gestalten, wie wir es uns wünschen.

Visualisierung: Die nächsten Schritte tun

Suchen Sie sich ein ruhiges, bequemes Plätzchen, nehmen Sie den Telefonhörer von der Gabel, und sorgen Sie dafür, daß Sie nicht gestört werden. Setzen Sie sich auf einen Stuhl oder Sessel mit Rückenlehne, sitzen Sie entspannt und gelöst, mit leicht geöffneten und nicht übereinandergeschlagen Beinen, und lassen Sie die Arme locker herabhängen. Wenn Sie wollen, können Sie sich auch hinlegen, aber achten Sie auch hierbei darauf, eine offene Körperhaltung einzunehmen und sich nicht zusammenzurollen.

Visualisierungstext

Atme langsam und tief ein und aus. Wenn du zur Ruhe gekommen bist, stell dir vor, daß du deine jetzigen Probleme und Herausforderungen los bist. Sieh dich selbst, wie du gesund, heil und ganz bist, wie du Beziehungen eingehst, die harmonisch sind, und sieh wundervolle, neue Gelegenheiten, die sich dir ständig eröffnen. Stell dir vor, daß du Liebe und Anerkennung anziehst und positive, liebevolle Aufmerksamkeit bekommst, wann immer du sie brauchst. Sieh dich selbst lächelnd und glücklich, fähig, das Abenteuer des Lebens zu genießen – sicher und beschützt, wo immer du hingehst.

Entwickle vor deinem geistigen Auge ein Bild davon, was du tun könntest, um diesen Zustand zu schaffen. Welche Schritte würdest du in deinem Leben gerade jetzt tun, um deine Gesundheit und dein Glück zu fördern? Brauchst du Ruhe, oder ist es wichtig für dich, es langsamer angehen zu lassen? Brauchst du Hilfe? Ist es wichtig für dich, nach neuen Behandlungen zu forschen oder mehr Informationen über die Behandlungen, die dir zur Verfügung stehen, einzuholen? Was brauchst du gerade jetzt für dein spirituelles Wachstum und deine persönliche Entwicklung?

Stell dir dich selbst vor, wie du die Schritte, die für dich wichtig sind, leicht tust, um die Heilung zu erzielen, die du dir wünschst. Stell dir vor, daß du eine spezielle Begabung zur Selbstheilung und positiven Wandlung hast.

Notieren Sie sich nach Abschluß dieser Visualisierung alle Einsichten, die Sie dabei gehabt haben, und versuchen Sie, die für Sie wichtigen Schritte zu tun.

Die Vergangenheit auf sich beruhen lassen und in die Zukunft blicken

Wenn wir in unserem Leben die nächsten Schritte tun, erfordert dies, daß wir die Erfahrungen, Beziehungen und Probleme, die wir hinter uns lassen, mit Liebe segnen und weitergehen. Unser Impuls, zu lernen und uns weiterzuentwickeln, bringt uns auf unserem spirituellen Weg immer weiter voran. So entsteht häufig die Situation, daß wir das, was uns vertraut ist, loslassen müssen, um die Gelegenheit für wiedererlangte Gesundheit, ein neues Leben und ein neues Bewußtsein beim Schopf zu ergreifen. Wir neigen dazu, uns vor dem Unbekannten zu fürchten, und haben vielleicht den Wunsch, bei dem zu bleiben, was wir bereits kennen. Um das fortwährende Abenteuer der Heilung jedoch zu erleben, ist es für uns alle wichtig, daß wir das Risiko eingehen, auf neue Weise zu denken, zu handeln und auf das Leben zu reagieren.

Vor etwa neun Jahren verlebte ich einige erlebnisreiche Monate, in denen ich an Kursen zur persönlichen Entwicklung teilnahm, um meine Vergangenheit ins rechte Licht zu rücken, mich über meine einengenden Erwartungen hinaus zu entwickeln und mir über meine weitere Lebensplanung klarzuwerden. Es war eine faszinierende Zeit, angefüllt mit interessanten Menschen, von denen ich etwas lernen konnte. Einige waren liebevoll und unterstützend und andere so ziemlich das Gegenteil davon, aber alle wiesen mir durch ihr Beispiel den Weg zu den neuen Entscheidungen, die für mich anstanden.

Als ich begann, mich in meinem Leben weiterzuentwickeln, und einige der Dinge, die ich mir vorgenommen hatte, eintrafen – zum Beispiel eine wundervolle, neue Beziehung, ein neues Zuhause und einige neue Gelegenheiten, meine Talente zu nutzen –, verspürte ich zu Anfang Widerstand und wollte an dem Vertrauten festhalten. Am Ende der vorletzten Sitzung einer Selbsthilfegruppe, der ich angehört hatte, kristallisierten sich meine Gefühle deutlich heraus. Ich war traurig, einige Mitglieder der Gruppe verlassen zu müssen, und wütend auf andere wegen der Dinge, die zwischen uns abgelaufen waren. Als ich nach Hause ging, war die Wut das vorherrschende Gefühl, und ich beschloß, einige meiner Gedanken und Gefühle aufzuschreiben, um sie besser einordnen zu können.

Als ich zu Stift und Papier griff, hielt mich eine innere Stimme davon ab, und ich hatte den starken Impuls, statt dessen zu meditieren. Ich setzte mich, machte es mir bequem, atmete tief ein und aus und begab mich in einen Zustand der Entspannung. Dabei kam mir plötzlich der Gedanke: *»Ich fühle mich sicher, wenn ich auf mich vertraue und loslasse. Ich fühle mich sicher, wenn ich mich weiterentwickle.«* Als mir diese Worte im Kopf herumgingen, wurde ich ganz friedlich. Nach einer Weile schlief ich ein.

Als ich erwachte, mußte ich sofort mit dem Schreiben loslegen. Sobald ich einen Stift zur Hand nahm, hörte ich Musik in meinem Kopf. Ich wußte kaum, was ich tat, aber binnen kurzer Zeit hatte ich ein Lied niedergeschrieben. Ich möchte es Ihnen nicht vorenthalten:

Goldenes Licht – Ich vergebe

Da ist ein goldenes Licht um mich, das mir meine Ängste nimmt, da ist eine goldene Liebe um mich, wenn ich meine Tränen trockne.
Mein Leben war so betriebsam, meine Wut so groß, ich fühlte einmal, es sei mein Los, daß alle Menschen mir unrecht täten.
Aber ich vergebe und werde stark, ich vergebe und gehe weiter.

Da ist ein Licht, das durch die Tür fällt und mich einlädt, hindurchzugehen.
Und die Sonne scheint durch die Bäume, die Leben und das Neue verheißen.
Manchmal fühle ich Bitterkeit, aber ich lasse sie los.
Manchmal fühle ich mich hilflos, aber ich lasse meine Leidenschaft gewinnen.
Ich vergebe und werde stark, ich vergebe und gehe weiter.

Ich lasse meinen Körper los, finde einen neuen,
lasse meinen Schmerz los und finde Freude,
lasse all die Dinge los, die mich verletzt haben, als ich ein kleiner Junge war.
Und schließlich bade ich in einem See von tiefstem Blau.
Und schließlich gebe ich mich der Schönheit hin, die Du bist.

Und ich glaube an Dich und mich, ich glaube, daß ich frei bin.

Ich vergebe und werde stark, ich vergebe und gehe weiter,
gehe weiter und lasse los und lasse meine Leidenschaft gewinnen.
Ich vergebe und werde stark, ich vergebe …
Und jetzt mache ich mich auf den Weg …

Stichwortregister